AF567982

Usability Engineering als Erfolgsfaktor

Jetzt diesen Titel zusätzlich als E-Book downloaden und 70 % sparen!

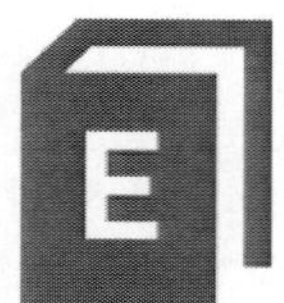

Als Käufer dieses Buchtitels haben Sie Anspruch auf ein besonderes Kombi-Angebot: Sie können den Titel zusätzlich zum Ihnen vorliegenden gedruckten Exemplar für nur 30 % des Normalpreises als E-Book beziehen.

Der BESONDERE VORTEIL: Im E-Book recherchieren Sie in Sekundenschnelle die gewünschten Themen und Textpassagen. Denn die E-Book-Variante ist mit einer komfortablen Volltextsuche ausgestattet!

Deshalb: Zögern Sie nicht. Laden Sie sich am besten gleich Ihre persönliche E-Book-Ausgabe dieses Titels herunter.

In 3 einfachen Schritten zum E-Book:

❶ Rufen Sie die Website **www.beuth.de/e-book** auf.

❷ Geben Sie hier Ihren persönlichen, nur einmal verwendbaren E-Book-Code ein:

2929939B8KKK7K0

❸ Klicken Sie das „Download-Feld“ an und gehen dann weiter zum Warenkorb. Führen Sie den normalen Bestellprozess aus.

Hinweis: Der E-Book-Code wurde individuell für Sie als Erwerber dieses Buches erzeugt und darf nicht an Dritte weitergegeben werden. Mit Zurückziehung dieses Buches wird auch der damit verbundene E-Book-Code für den Download ungültig.

Usability Engineering als Erfolgsfaktor

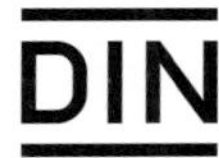

Prof. Dr. Christian Johner,
Thomas Geis

Usability Engineering als Erfolgsfaktor

Effizient DIN EN 62366-1- und FDA-konform dokumentieren

2. Auflage 2020

Herausgeber:
DIN Deutsches Institut für Normung e. V.

Beuth Verlag GmbH · Berlin · Wien · Zürich

Herausgeber: DIN Deutsches Institut für Normung e. V.

© 2020 Beuth Verlag GmbH
Berlin · Wien · Zürich
Saatwinkler Damm 42/43
13627 Berlin

Telefon: +49 30 2601.0
Telefax: +49 30 2601.1260
Internet: www.beuth.de
E-Mail: kundenservice@beuth.de

Titelbild: © sfam_photo, Nutzung unter Lizenz von shutterstock.com
Satz: Beuth Verlag GmbH, Berlin
Druck: Drukarnia Skleniarz, Krákow
Gedruckt auf säurefreiem, alterungsbeständigem Papier nach DIN EN ISO 9706

ISBN 978-3-410-29299-9
ISBN (E-Book) 978-3-410-29300-2

Autorenporträts

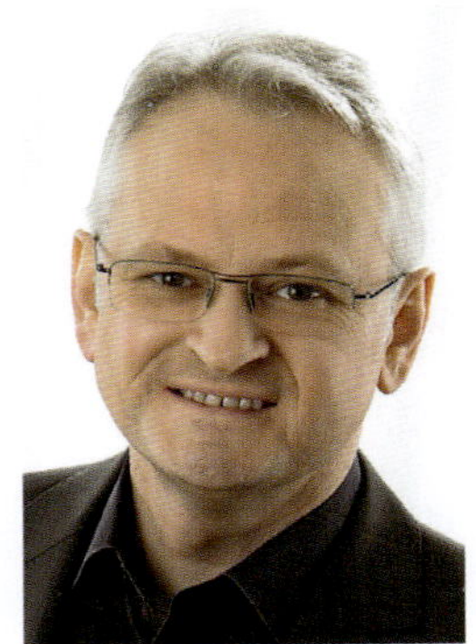

Thomas Geis ist seit 1993 im Arbeitsgebiet Usability Engineering tätig und seit 2003 Geschäftsführer der ProContext Consulting GmbH, einem Beratungshaus, das auf Requirements Engineering, Produktmanagement und Standardisierung im Usability Engineering spezialisiert ist.

Namhafte Hersteller wie z.B. Carl Zeiss, Roche Diagnostics, Karl Storz, Fresenius Medical Care oder Stryker nutzen seine Expertise.

Thomas Geis ist Editor der Usability-Normen ISO 9241-110 und ISO 25060 sowie Leiter einiger DIN- und ISO-Ausschüsse. Er hat den Vorsitz des „International Usability and User Experience Qualification Board" (UXQB) und wurde vom deutschen Berufsverband der Usability und User Experience Professionals (German UPA) 2013 mit dem „Usability Achievement Award" ausgezeichnet.

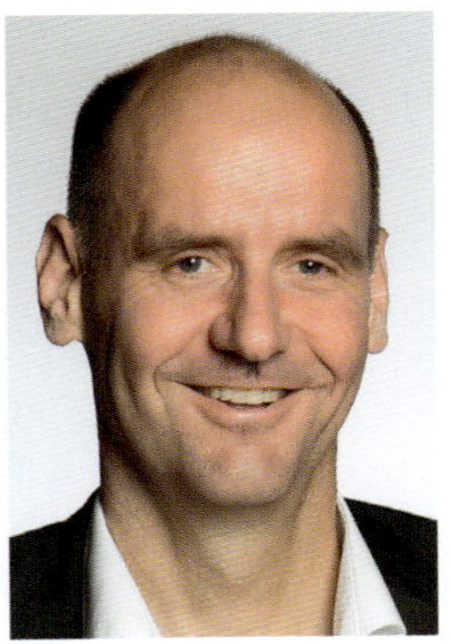

Professor Dr. Christian Johner ist Gründer und Inhaber des Johner Instituts, das Medizintechnikhersteller weltweit bei der Entwicklung, Prüfung und Zulassung ihrer Produkte begleitet. Der promovierte Physiker unterstützt auch benannte Stellen und fördert durch berufsbegleitende Studiengänge und Seminare die Karrieren von Fach- und Führungskräften.

Dr. Johner ist Co-Autor des Buchs „Basiswissen medizinische Software" und eine der treibenden Kräfte des Zertifizierungsprogramms „Certified Professional for Medical Software".

Inhaltsverzeichnis

1 **Einführung** ... 1
1.1 Wann Sie dieses Buch lesen sollten und was Sie dabei lernen ... 1
1.2 Wie Sie dieses Buch benutzen sollten ... 3
1.2.1 Kurzanleitung ... 3
1.2.2 In diesem Buch verwendete Symbole ... 4
1.2.3 In diesem Buch verwendete Beispiele ... 5
1.2.4 Anglizismen ... 6
1.2.5 Lesen und arbeiten Sie präzise ... 6

2 **Grundlagen** ... 9
2.1 Was ist Usability? ... 9
2.1.1 Das Konzept Usability ... 9
2.1.2 Was ist ein User Interface? ... 16
2.1.3 Das User Interface als Ausgangspunkt für Risiken und Maßnahmen zur Risikobeherrschung ... 20
2.1.4 Häufige Begriffsverwechslungen beim Usability Engineering ... 25
2.1.5 Weitere typische Fehler beim Usability Engineering ... 35
2.1.6 Warum ist Usability relevant? ... 37
2.2 Regulatorischer Rahmen ... 39
2.2.1 Europäische Verordnungen und nationale Gesetze ... 39
2.2.2 Normen IEC 62366-1 und IEC 60601-1-6 ... 44
2.2.3 Die Forderungen der FDA ... 49

3 **„Regulatory Usability" – die Mindestanforderungen erfüllen** ... 55
3.1 Einleitung ... 55
3.2 Benutzungsspezifikation (Use Specification) erstellen ... 57
3.2.1 Begriffe ... 57
3.2.2 So sollten Sie vorgehen ... 58
3.2.3 So sollten Sie dokumentieren ... 61
3.2.4 Warum ist dadurch Konformität mit den regulatorischen Forderungen gegeben? ... 62
3.3 Gebrauchsbezogene Risikoanalyse ... 64
3.3.1 Begriffe ... 64
3.3.2 Einführung ... 67
3.3.3 So sollten Sie vorgehen ... 69
3.3.4 So sollten Sie dokumentieren ... 76

3.3.5 Warum ist dadurch Konformität mit den regulatorischen Forderungen gegeben? . . . 82
3.4 User Interface Spezifikation und Verifizierung der Umsetzung . . . 83
3.4.1 Begriffe . . . 83
3.4.2 Einführung . . . 84
3.4.3 So sollten Sie vorgehen . . . 85
3.4.4 So sollten Sie dokumentieren . . . 87
3.4.5 Warum dadurch Konformität mit den regulatorischen Forderungen gegeben ist . . . 89
3.5 Formative Evaluation . . . 90
3.5.1 Begriffe . . . 90
3.5.2 So sollten Sie vorgehen . . . 91
3.5.3 So sollten Sie dokumentieren . . . 93
3.5.4 Warum dadurch Konformität mit den regulatorischen Forderungen gegeben ist . . . 93
3.6 Summative Evaluation – Abschließende Bewertung der Gebrauchstauglichkeit . . . 95
3.6.1 Begriffe . . . 95
3.6.2 So sollten Sie vorgehen . . . 97
3.6.3 So sollten Sie dokumentieren . . . 104
3.6.4 Warum dadurch Konformität mit den regulatorischen Forderungen gegeben ist . . . 110
3.7 Zusammenfassung . . . 113
3.7.1 Dokumente . . . 113
3.7.2 Tätigkeiten . . . 115

4 „Market Usability“ – Marktführerschaft durch vorbildliche Gebrauchstauglichkeit . . . 117
4.1 Einleitung . . . 117
4.1.1 Ziele dieses Kapitels (zusätzlich zu denen in Kapitel 3, „‚Regulatory Usability‘ – die Mindestanforderungen erfüllen“ genannten) . . . 117
4.1.2 Abgrenzung von Kapitel 3 und diesem Kapitel . . . 117
4.1.3 Wann Sie gemäß den Empfehlungen dieses Kapitels arbeiten sollten . . . 120
4.2 Benutzungsspezifikation (Use Specification) erstellen . . . 120
4.2.1 Begriffe (zusätzlich zu Kapitel 3.2.1) . . . 120
4.2.2 So sollten Sie vorgehen . . . 122
4.2.3 So sollten Sie dokumentieren . . . 123
4.3 Usability-Engineering systematisch und richtig durchführen . . . 125

4.3.1 Begriffe (zusätzlich zu Kapitel 3.3.1) 125
4.3.2 So sollten Sie vorgehen 131
4.3.3 So sollten Sie dokumentieren (zusätzlich zu Kapitel 3.2.3) 158
4.3.4 Weshalb dadurch Konformität mit den regulatorischen Forderungen gegeben ist 167
4.4 User-Interface-Spezifikation und Verifizierung der Umsetzung . . 167
4.5 Formative Evaluation 167
4.6 Summative Evaluation – Abschließende Bewertung der Gebrauchstauglichkeit 168
4.7 Zusammenfassung 168
4.7.1 Dokumente 168
4.7.2 Tätigkeiten 170

5 FAQ 173
5.1 Wie lässt sich das Usability Engineering organisatorisch verankern? 173
5.1.1 Einleitung 173
5.1.2 Ebene der Unternehmensführung 173
5.1.3 Infrastruktur-Ebene 173
5.1.4 Projektebene 176
5.2 Wie hilfreich sind User Stories? 176
5.3 Wie lässt sich das Zusammenspiel mit dem Risikomanagement gestalten? 178
5.4 Wie geht man mit bereits bestehenden Benutzungsschnittstellen (UOUPs) um? 182
5.5 Wie lässt sich das Usability und Systems Engineering (Entwicklung) integrieren? 183
5.6 Wie hoch sind typische Aufwände für das Usability Engineering? 185
5.7 Wie kann man mit Ressourcenengpässen umgehen? 185
5.8 Welche Werkzeuge sind hilfreich? 187
5.8.1 Werkzeuge für das Usability Engineering 187
5.8.2 Prototyping-Werkzeuge 187

6 Anhang 189
6.1 Glossar – Begriffe und ihre Bedeutung 189
6.2 Gesetze, Normen, Hersteller-Guidelines 200
6.2.1 Gesetze, „offizielle Dokumente“ und für Medizinprodukte spezifische Normen 200
6.2.2 Normen mit Prinzipien und allgemeine Empfehlungen 201

6.2.3 Hersteller-Guidelines mit konkreten Gestaltungsregeln 201
6.2.4 Weitere Quellen.. 202

Bildverzeichnis 203

Tabellenverzeichnis 205

1 Einführung

1.1 Wann Sie dieses Buch lesen sollten und was Sie dabei lernen

Dieses Buch wendet sich an alle Personen, die an der Entwicklung, Qualitätssicherung oder Zulassung von Medizinprodukten beteiligt oder dafür verantwortlich sind. Dazu zählen vor allem Personen, die eine oder mehrere der folgenden Funktionen einnehmen:

1) Regulatory Affairs Manager und Auditoren
2) Qualitätsmanager
3) Produktmanager und Requirements Engineers
4) Projektleiter
5) Usability Engineers
6) Entwickler und Konstrukteure

Jede dieser Funktionen zeichnet sich durch einen Satz an typischen Aufgaben aus, die die Personen ausüben, um das Ziel der Funktion zu erreichen. Diese Aufgaben setzen ein spezifisches Fachwissen und (Methoden-) Kompetenz voraus. Dieses Buch vermittelt den Grundstock dieses Wissens und dieser Fähigkeiten.

1) Regulatory Affairs Manager & Auditoren ...
   - wissen, welche Usability-bezogenen Regularien es gibt.
   - kennen die Anforderungen der Regularien.
   - wissen, welche Daten sie im (eigenen) Unternehmen einfordern müssen.
   - können Gebrauchstauglichkeitsakten auf Normenkonformität (Vollständigkeit, Angemessenheit) prüfen.
   - können Schwachstellen in Gebrauchstauglichkeitsakten auf Auditrisiko beurteilen.
2) Qualitätsmanager ...
   - kennen die notwendigen Rollen und deren Kompetenzen.
   - kennen die notwendigen Dokumente/Informationstypen einer Gebrauchstauglichkeitsakte.

- wissen, welche Validierungs- und Verifizierungsaktivitäten für die Gebrauchstauglichkeit erforderlich sind und wie diese dokumentiert werden.
- wissen, was Nutzungsanforderungen sind und wie man Akzeptanzkriterien formuliert.

3) Produktmanager ...
   - wissen, welche Stakeholder-Anforderungen es gibt und welche für die Gebrauchstauglichkeit relevant sind.
   - können aus dem Kontext der Benutzung des Medizinprodukts Nutzungsanforderungen ableiten.
   - können auf der Basis von Nutzungsanforderungen Benutzungsszenarien spezifizieren.
4) Projektleiter ...
   - wissen, welche usability-bezogenen Aktivitäten durchgeführt werden müssen und welche Kompetenzen dafür notwendig sind, und können den Aufwand für diese Aktivitäten abschätzen.
5) Usability Engineers (zusätzlich zu Produktmanagern) ...
   - können auf der Basis von Nutzungsanforderungen Benutzungsszenarien spezifizieren.
   - können mit Benutzungsszenarien Usability-Testfälle spezifizieren.
   - können „Usability Guidance" (festgelegte Gestaltungsregeln und Konventionen) für das betreffende Medizinprodukt auswählen.
   - können Informationen für das User Interface strukturieren (Informationsarchitektur).
   - können (von Designern) vorgelegte Produkt-/UI-Entwürfe ...
     - auf Einhaltung von „Usability Guidance" und Nutzungsanforderungen verifizieren.
     - auf vorhersehbare Benutzungsprobleme hin verifizieren.
     - mit Benutzern auf tatsächliche Benutzungsprobleme hin testen.
     - mit Benutzern auf die Einhaltung von Nutzungsanforderungen hin validieren.
6) Entwickler, Konstrukteure ...
   - kennen und verstehen die Terminologie des Usability Engineerings.

- kennen die wichtigsten Regularien.
- verstehen die Grundlagen des Konzepts Gebrauchstauglichkeit.

Die in diesem Buch verwendeten Beispiele haben einen Schwerpunkt auf aktive Medizinprodukte, d. h. Medizinprodukte, die von einer Stromquelle abhängig sind, wie Medizingeräte und Stand-alone-Software. Die darin vermittelten Prinzipien, Inhalte und Methoden sind jedoch auf alle (Medizin-)Produkte wie Spritzen und chirurgisches Besteck übertragbar.

1.2 Wie Sie dieses Buch benutzen sollten

1.2.1 Kurzanleitung

Die Art, wie Sie dieses Buch benutzen sollten, hängt von der Situation und der Aufgabe ab, die Sie momentan bewältigen müssen. Ordnen Sie sich zuerst einer der folgenden Gruppen zu:

Gruppe 1: Sie wollen für ein Medizinprodukt möglichst schnell und mit möglichst wenig Aufwand eine Gebrauchstauglichkeitsakte erstellen, mit der Sie (gerade so) durchs Audit oder die Zulassung kommen.

Gruppe 2: Sie haben verstanden, dass Sie mit gebrauchstauglichen Produkten nicht nur im Audit weniger Probleme haben werden, sondern auch Risiken für Patienten und Anwender minimieren und sich einen Wettbewerbsvorsprung verschaffen können. Sie fragen sich, was Sie tun müssen, um langfristig etwas zu bewirken und Produkte zu entwickeln, die Ihre Kunden begeistern.

Gruppe 3: Sie sind fasziniert vom Thema Gebrauchstauglichkeit und freuen sich darauf, mehr darüber zu lesen und lernen.

Abhängig davon, zu welcher Gruppe Sie sich zählen, sollten Sie das Buch unterschiedlich nutzen:

Gruppe 1: Sie haben es eilig. Gehen Sie wie folgt vor:

a) Lesen Sie zuerst Kapitel 2 „Grundlagen“ quer. Die Begrifflichkeiten und regulatorischen Forderungen müssen Sie verstanden haben.

b) Studieren Sie dann Kapitel 3 „‚Regulatory Usability‘ – die Mindestanforderungen erfüllen“ ganz genau. Das ist Ihr Kapitel!

c) Falls Sie auf spezifische Fragestellungen stoßen, die Sie darin nicht beantwortet finden, dann schauen Sie, ob Ihnen Kapitel 5 „FAQ“ Antworten liefert.

Gruppe 2: Sie wollen es wirklich verstehen und gehen strategisch vor.

a) Starten Sie mit Kapitel 2 „Grundlagen“. Es wird Ihnen weitere Motivation verschaffen und ein präziseres Verständnis der Prinzipien verschaffen.

b) Kapitel 3 „‚Regulatory Usability‘ – die Mindestanforderungen erfüllen“ ist für Sie optional, aber empfehlenswert. Sie dringen noch tiefer ins Thema ein und schaffen sich so die optimale Basis für das nächste Kapitel.

c) Verwenden Sie die meiste Zeit für das Lesen von Kapitel 4 „‚Market Usability‘ – Marktführerschaft durch vorbildliche Gebrauchstauglichkeit erreichen“. Dieses Kapitel ist speziell für Sie geschrieben. Lesen Sie es mehrmals und wenden Sie das neue Wissen gleich in Projekten an. Wie bei allen Fähigkeiten gilt auch hier: Üben, üben, üben.

d) Parallel zum Lesen von Kapitel 4 können Sie sich einen Überblick über Kapitel 5 „FAQ“ verschaffen und Ausflüge dahin unternehmen, wenn Sie auf spezifische Fragestellungen stoßen.

Gruppe 3: Sie sind ein Genuss-Leser oder eine Genuss-Leserin. Sie sind interessiert am Lernen und Sie nehmen sich Zeit. Für Sie ist die Empfehlung, wie Sie dieses Buch nutzen sollten, besonders einfach: Holen Sie sich eine Tasse Tee und lesen Sie es von vorne nach hinten. In genau dieser Reihenfolge.

1.2.2 In diesem Buch verwendete Symbole

In diesem Buch stoßen Sie auf die in der folgenden Übersicht definierten Symbole.

Symbol	Bedeutung
:≡	Dieses Symbol steht für eine Begriffsdefinition.
§	Dieses Symbol weist auf ein Gesetz, eine Richtlinie, eine Verordnung, eine Norm oder andere Regularien hin oder zitiert daraus.
	Hier finden Sie ein Beispiel, denn an nichts lernt man schneller. Die Beispiele sind innerhalb der Kapitel durchgezählt.

Symbol	Bedeutung
⇨	Dieses Symbol weist Sie auf weiterführende Quellen wie Internet-Links, Bücher oder Artikel hin. Auch Verweise innerhalb des Buchs sind mit diesem Symbol versehen.
(Glühbirne)	Die Glühbirne steht als Symbol für Praxistipps.

1.2.3 In diesem Buch verwendete Beispiele

Um möglichst viele Leser anzusprechen und möglichst viele konkrete Aufgabenstellungen abzudecken, verwendet dieses Buch unter anderem drei Beispiele, auf die Folgekapitel immer wieder Bezug nehmen:

1) **Beispiel für aktive Medizingeräte**: Ein **Beatmungsgerät** zählt sicher zu den sicherheitskritischsten Medizinprodukten. Ein Versagen führt innerhalb von Minuten zum Tod der Patienten, die oft bereits lebensgefährlich erkrankt oder verletzt sind oder sich einer Operation unterziehen müssen. Neben den Gefährdungen durch technische Probleme wie dem Versagen der Beatmung, falscher Zusammensetzung des Atemgases oder elektrischer Spannung (z. B. aufgrund einer fehlerhaften Isolation) führen Probleme mit der Gebrauchstauglichkeit zu weiteren Risiken.

2) **Beispiel für Stand-alone-Software**: Ein **Patientendaten-Managementsystem** (**PDMS**) zählt wie jede Stand-alone-Software zur Klasse der aktiven Medizingeräte. Im Gegensatz zu vielen Medizingeräten hat es aber keinen direkten Patientenkontakt[1]. Eine direkte Gefährdung der Patienten besteht somit nicht. Softwarefehler und Gebrauchstauglichkeitsprobleme führen dennoch zu potenziell tödlichen Risiken.

3) **Beispiel für nicht-aktive Medizinprodukte**: Auch **Spritzen**, die dieses Buch als Vertreter dieser Produktklasse wählt, führen bei mangelnder Gebrauchstauglichkeit zu Risiken. Diese nicht-aktiven Medizinprodukte eignen sich besonders, um eine spezifische Form an Gebrauchstauglichkeitsproblemen zu diskutieren, die Probleme aufgrund mangelnder Ergonomie.

1 Die IEC 60601-1 nennt dies den „Anwendungsteil“.

1.2.4 Anglizismen

Die deutsche Übersetzung des Begriffs „Usability" lautet Gebrauchstauglichkeit. Was im Englischen der Usability Engineering Process ist, wird im Deutschen zum Wortmonster „gebrauchstauglichkeitsorientierter Entwicklungsprozess". Wie übersetzt man also den Usability Engineer? Wie den Requirements Engineer?

Viele Begriffe lassen sich nur schwer ins Deutsche übersetzen oder die deutsche Übersetzung liest sich sehr sperrig. Daher verwendet das Buch die englischen Begriffe synonym und alternativ. Sie finden in diesem Buch ebenso Sätze und Überschriften mit „Gebrauchstauglichkeit" wie mit „Usability". Weitere Anglizismen versucht das Buch zu vermeiden.

1.2.5 Lesen und arbeiten Sie präzise

Vieles in diesem Buch Beschriebene erscheint beim Lesen als selbstverständlich. Dennoch sind Medizinprodukte mit mangelnder Gebrauchstauglichkeit an der Tagesordnung. Das liegt zum einen daran, dass die Hersteller diese „Selbstverständlichkeiten" nicht umsetzen. Beispielsweise fließen die Ergebnisse von Usability-Tests nicht zurück ins Produkt oder die Tests werden nicht mit repräsentativen Benutzern durchgeführt. Die Gebrauchstauglichkeit Ihrer Produkte wird davon abhängen, wie präzise Sie die in diesem Buch beschriebenen Vorgehensweisen umsetzen.

Erliegen Sie daher nicht der Gefahr, zu denken, „so ähnlich machen wir das ja, dann ist alles gut".

Wenden Sie die Methoden genauso an wie im Buch beschrieben und nicht „so ähnlich". Halten Sie sich beispielsweise genau an die Formulierungsrichtlinien. Jedes Abweichen davon potenziert die Gefahr, von der Spur abzukommen. Dies wurde unzählige Male bewiesen. Diesen Beweis müssen Sie nicht erneut führen.

Verwenden Sie auch Begriffsdefinitionen absolut präzise. Eine Gefährdung ist keine Gefährdungssituation. Ein „User Request" ist kein „User Requirement". Ergonomie und Gebrauchstauglichkeit sind nicht dasselbe. Aus diesem Grund bietet Ihnen dieses Buch zum einen ein ausführliches Glossar an, das Sie konsequent nutzen sollten. Zum anderen stellen wir Ihnen zu Beginn der Kapitel 3 und 4 die dort jeweils benötigten Definitionen vor.

Zusammenfassend: Präzises Denken führt zu präzisem Arbeiten und zu präzisen Produkten.

Unterschiede in der Produktgestaltung erscheinen oft marginal, wie Sie in Kapitel 2.1.1 feststellen werden. Die Unterschiede in der Usability der Produkte hingegen sind gewaltig.

2 Grundlagen

2.1 Was ist Usability?

2.1.1 Das Konzept Usability

Usability (deutsch Gebrauchstauglichkeit) ist in zwei Normen definiert.

IEC 62366-1:2015 definiert Usability

> als Eigenschaft eines User Interfaces eines Medizinprodukts, das den Gebrauch unterstützt und damit EFFEKTIVITÄT, EFFIZIENZ sowie Zufriedenheit des USERS in der festgelegten NUTZUNGSUMGEBUNG erzielt.

Diese Definition ist eine verkürzte Modifikation der weitverbreiteten Definition aus DIN EN ISO 9241-11 „Gebrauchstauglichkeit: Begriffe und Konzepte".

In DIN EN ISO 9241-11 ist Usability definiert als

> Ausmaß, in dem ein System, ein Produkt oder eine Dienstleistung durch bestimmte Benutzer in einem bestimmten Nutzungskontext genutzt werden kann, um bestimmte Ziele effektiv, effizient und zufriedenstellend zu erreichen.

Nutzungskontext ist hierbei definiert als

> Kombination von Benutzern, Zielen, Aufgaben, Ressourcen und Umgebung.

Ziele wiederum sind definiert als „angestrebte Ergebnisse" des Benutzers.

Bild 1 verdeutlicht diese Zusammenhänge.

Alle beruflich Arbeitenden haben Aufgaben, die sie bewältigen müssen, um ein angestrebtes Arbeitsergebnis zu erreichen. Im Rahmen jeder dieser Aufgaben führen die Personen einen Satz an Aktivitäten (Teilaufgaben) aus (siehe Bild 1) Typischerweise nutzen sie dazu Produkte, um zweierlei zu erreichen:

- Das angestrebte Ergebnis ist vollständig und genau (Effektivität).
- Das angestrebte Ergebnis wird mit minimalem Aufwand erreicht (Effizienz).

Bei den Produkten, die eingesetzt werden, unterscheiden wir ...

- das Medizinprodukt selbst, für das eine Gebrauchstauglichkeitsakte erforderlich ist, sowie

- alle anderen Produkte („weitere Ausrüstung“), die der Benutzer bei der Erledigung seiner Aufgaben einsetzt.

Unter Aufwand versteht man den Einsatz von Ressourcen wie Zeit, Hilfestellung durch Dritte, Korrektur gemachter Fehler, aber auch den motorischen Aufwand (z. B. bücken oder Zwangshaltungen einnehmen) und den mentalen Aufwand (z. B. die erforderliche Konzentration auf Patienten und Ausrüstung).

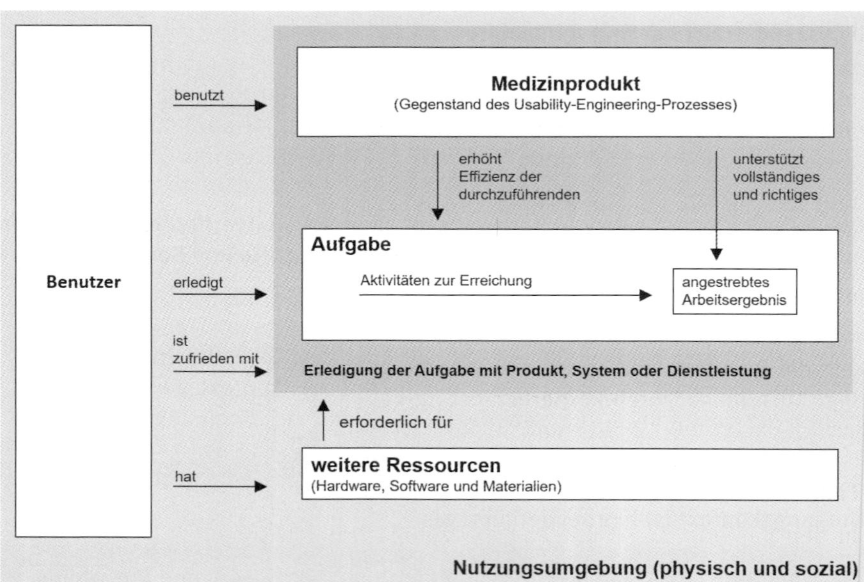

Bild 1: Das Konzept Usability

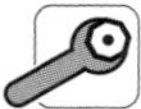

Beispiel 2.1

Zu den Aufgaben von Ärzten zählt es, Patienten zu untersuchen, um das gewünschte Arbeitsergebnis – eine Diagnose – zu erreichen. Dazu führen sie einen Satz an Aktivitäten aus, beispielsweise befragen sie die Patienten und schreiben die Anamnese auf. Sie nehmen Blut ab, hören den Patienten ab, messen den Blutdruck usw.

Bei diesen Aufgaben und Aktivitäten nutzen sie Medizinprodukte wie Stethoskope, Blutdruckmessgeräte und Spritzen. Auch Dienstleistungen wie das externe Labor unterstützen die Ärzte dabei, ihre Aufgaben effizient und effektiv zu erledigen.

Die Personen (→ Benutzer) benötigen für die Erledigung ihrer Aufgaben mit dem Medizinprodukt weitere Ausrüstung wie z. B. Materialien, Informationen, aber auch weitere Produkte. Die physische und soziale Umgebung beeinflusst nicht nur diese Ausrüstung, sondern auch die Art und Weise, wie die Benutzer das Medizinprodukt benutzen (können).

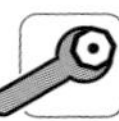

Beispiel 2.1

(Fortsetzung)

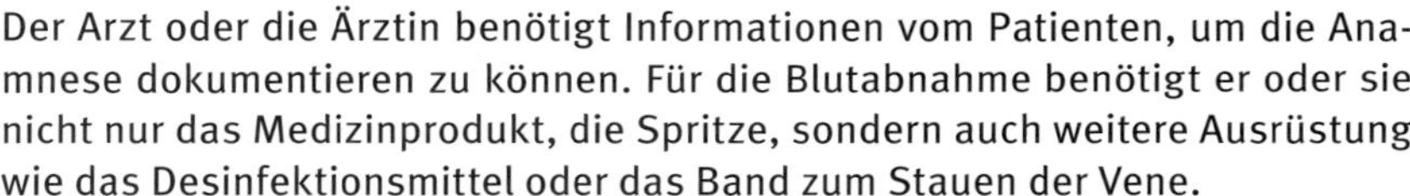

Der Arzt oder die Ärztin benötigt Informationen vom Patienten, um die Anamnese dokumentieren zu können. Für die Blutabnahme benötigt er oder sie nicht nur das Medizinprodukt, die Spritze, sondern auch weitere Ausrüstung wie das Desinfektionsmittel oder das Band zum Stauen der Vene.

Wie sehr die Blutabnahme von der physischen und sozialen Umgebung abhängt, wird deutlich, wenn man die Tätigkeit gedanklich einmal in eine ruhige Privatpraxis, einmal in eine Intensivstation mit einem Frühgeborenen und einmal in einen vibrierenden Notfallhubschrauber überträgt.

Auch die Benutzer sind Teil des Nutzungskontexts. Sie haben mit ihrer Erfahrung, Ausbildung, ihren körperlichen und geistigen Fähigkeiten einen starken Einfluss darauf, wie effektiv und effizient sie das Medizinprodukt nutzen.

Link

In den Kapiteln 3.2 und 4.2 „Benutzungsspezifikation (Use Specification) erstellen“ erfahren Sie mehr darüber, wie Sie die Benutzercharakteristiken dokumentieren.

Produkte sind definitionsgemäß dann gebrauchstauglich, wenn die Benutzer ihre Aufgaben damit erledigen können, und zwar vollständig, korrekt und ohne vermeidbaren Aufwand (effizient). Gebrauchstauglichkeit bzw. Usability ist also nicht mit einem schönen Design zu verwechseln.

Begriff

Gebrauchstauglichkeit (gemäß ISO 9241-11)

Das Ausmaß, in dem ein System, Produkt oder eine Dienstleistung durch bestimmte Benutzer in einem bestimmten Nutzungskontext genutzt werden kann, um bestimmte Ziele effektiv, effizient und zufriedenstellend zu erreichen.

Die ISO 9241 sieht die Effektivität, mit der das (Medizin-)Produkt den Benutzer bei der Erreichung seiner Aufgabe unterstützt, als die Basis, die Effizienz als die nächste Stufe und die Zufriedenstellung als die höchste Form an Gebrauchstauglichkeit, die jedoch Effektivität und Effizienz voraussetzt (siehe Bild 2).

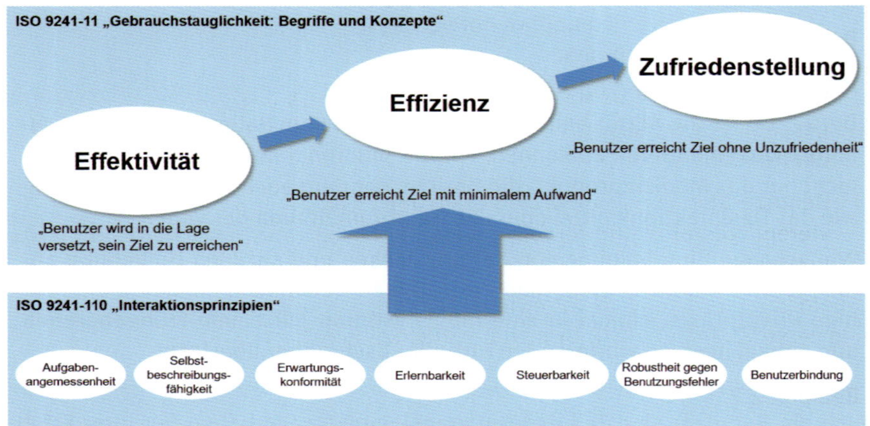

Bild 2: Zusammenspiel Effizienz und Interaktionsprinzipien

Über die Jahre haben sich die sogenannten Interaktionsprinzipien[2] etabliert (auch Interaktionsprinzipien genannt), deren Einhaltung zu gebrauchstauglichen Produkten führt. Die DIN EN ISO 9241-110 benennt die folgenden Interaktionsprinzipien:

1) **Aufgabenangemessenheit**: Das Produkt unterstützt alle Kernaufgaben und Teilaufgaben sinnvoll und verlangt keine überflüssigen Schritte. Es gibt keine Informationen, die auf eine falsche Fährte locken.
2) **Selbstbeschreibungsfähigkeit**: Das Produkt gibt bei jedem Interaktionsschritt die notwendigen Informationen.
3) **Erwartungskonformität**: Das Produkt reagiert nicht (für den Benutzer) unerwartet auf Benutzereingaben/-auswahlen.

2 Der Begriff „Interaktion" soll nicht zur Annahme verleiten, dass die Interaktionsprinzipien nur bei grafischen Benutzungsschnittstellen anwendbar sind. Beispielsweise bietet ein Pin-Injektor Griffriffel, um zu zeigen, wie dieser gehalten werden soll (→ Selbstbeschreibungsfähigkeit), und die Form läuft nach unten hin spitz zu und hat oben einen Knopf (wie bei einem Kugelschreiber), um anzudeuten, wo oben und unten ist (→ Erwartungskonformität mit „Kugelschreiber").

4) **Erlernbarkeit**: Das Produkt kann mit dem erforderlichen Aufgabenwissen ohne Einarbeitung genutzt werden. Die Konventionen der Benutzungsschnittstelle erschließen sich ohne fremde Hilfe.

5) **Steuerbarkeit**: Benutzer können alle erforderlichen Richtungen bei der Erledigung ihrer Aufgaben unmittelbar einschlagen, die aktuelle Arbeitsaufgabe unterbrechen und wo notwendig Anpassungen an der Benutzungsschnittstelle vornehmen.

6) **Robustheit gegen Benutzungsfehler**: Benutzer sind vor Benutzungsfehlern geschützt oder können ihre Benutzungsfehler mit minimalem Aufwand wieder beheben.

7) **Benutzerbindung**: Bedienfunktionen des Systems sind einladend und motivierend gestaltet und fördern so die kontinuierliche Nutzung des Medizinprodukts.

Sobald die Gestaltung des Produkts gegen eines oder mehrere dieser Prinzipien verstößt, leidet die Gebrauchstauglichkeit des Produkts.

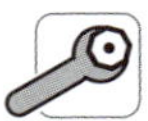

Beispiel 2.2

Die Aufgabe, die Programme wie WinZip unterstützen sollen, besteht offensichtlich darin, Dateien zu komprimieren. Wie würden Sie vorgehen, um diese Aufgabe zu erledigen?

Die folgende Abbildung zeigt die ursprüngliche Benutzungsschnittstelle von WinZip:

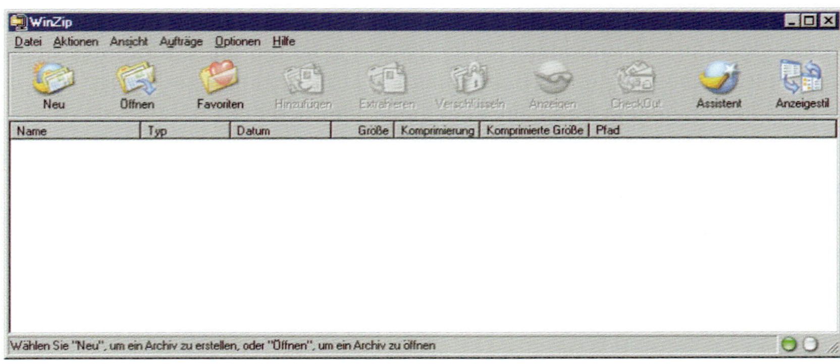

Sie wissen möglicherweise nun nicht, wo Sie klicken sollen. Das Prinzip der **Selbstbeschreibungsfähigkeit** ist nicht befolgt.

Jedes Klicken von „Neu“, „Öffnen“, „Favoriten“ oder „Assistent“ würde Sie dem Ziel noch nicht näherbringen. Sie müssten überflüssige Schritte gehen, nämlich zuerst ein Archiv anlegen. Somit ist auch das Prinzip der **Aufgabenangemessenheit** verletzt.

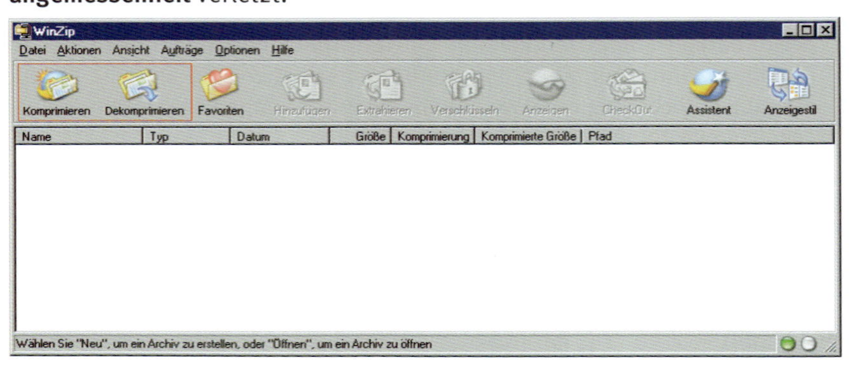

Die obige Abbildung zeigt eine Modifikation in der Benutzungsschnittstelle, die die Gebrauchstauglichkeit massiv erhöht, wenn die Information, die der Benutzer sucht (Komprimieren oder Dekomprimieren), unmittelbar nach Start des Programms angezeigt wird.

Sobald die Benutzungsschnittstellen nicht gemäß den Interaktionsprinzipien konzipiert werden, sinkt die Gebrauchstauglichkeit, und die Anzahl der Benutzungsfehler steigt. Das kann insbesondere bei Medizinprodukten zu Risiken für Patienten und Anwender führen.

Insbesondere mangelnde Aufgabenangemessenheit, mangelnde Selbstbeschreibungsfähigkeit und mangelnde Erwartungskonformität führen zu Benutzungsfehlern. Um mit diesen Benutzungsfehlern umgehen zu können und um diese Risiken zu beherrschen, müssen die Produkte fehlertolerant sein (Bild 3).

Hersteller erreichen die **Robustheit gegen Benutzungsfehler** ihrer Produkte durch einen der beiden folgenden Ansätze:

1) Sie entwickeln integriert sichere Produkte durch Mechanismen der Fehlervermeidung. Das heißt, die Möglichkeit, einen Fehler zu machen, wird konstruktiv unterbunden. Beispielsweise kann der Benutzer bei der Angabe des Blutdrucks keine Buchstaben mit der Tastatur eingeben.

2) Sie entwickeln Produkte, die über ein Fehlermanagement verfügen. Dieses Fehlermanagement erlaubt es den Benutzern, die gemachten Fehler zu erkennen und effizient zu korrigieren.

Zumindest bei sicherheitskritischen Aktionen sollten Hersteller immer die erste Variante (integrierte Sicherheit) anstreben.

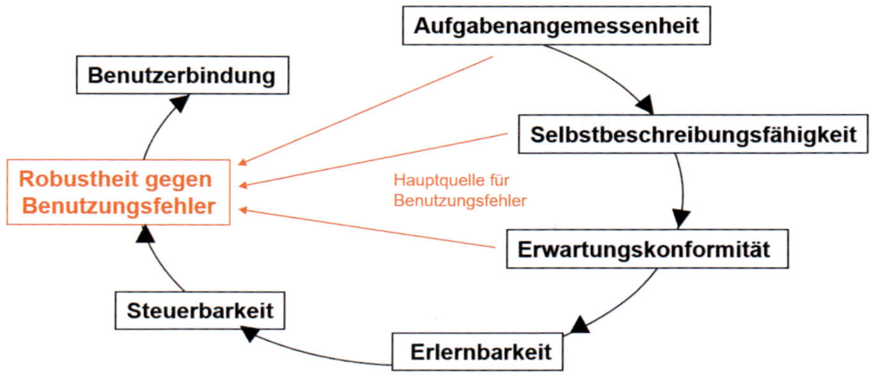

Bild 3: Benutzungsfehler als Konsequenz von mangelnder Aufgabenangemessenheit, Selbstbeschreibungsfähigkeit und Erwartungskonformität (abgeleitet aus DIN EN ISO 9241-110)

Während Sie Produkte explizit so entwerfen können, dass Robustheit gegen Benutzungsfehler erreicht wird, ist das bei der Erlernbarkeit nur sehr eingeschränkt möglich; sie ist vielmehr ein Effekt, den Sie erreichen, indem Sie aufgabenangemessene, selbstbeschreibende und erwartungskonforme Systeme entwerfen. Wie Ihnen das gelingt, ist Gegenstand dieses Buches.

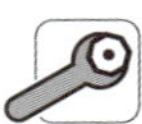

Beispiel 2.3

In WinZip Version 10 sollte der WinZip-Assistent die Erlernbarkeit dadurch erhöhen, dass dem Benutzer eine Auswahl an nächsten Schritten präsentiert wird wie im folgenden Bild:

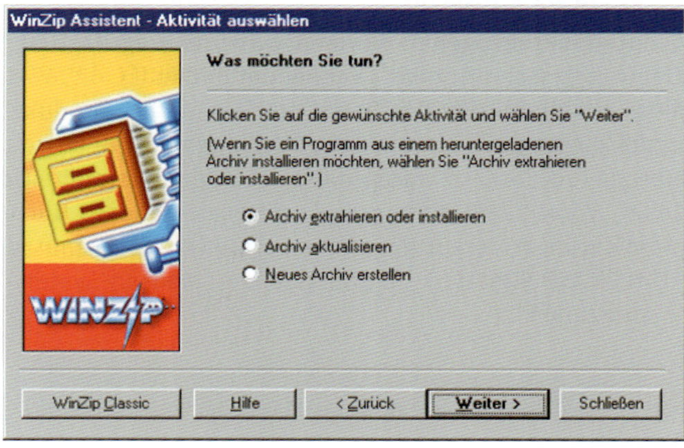

Damit ist den Benutzern aber nicht geholfen, da sie eine Datei komprimieren und keinen der angebotenen Schritte gehen wollen. Das eigentliche Problem hinter dieser mangelnden Selbstbeschreibungsfähigkeit war die mangelnde Aufgabenangemessenheit.

In der durch die Autoren modifizierten Version im folgenden Bild ist dieses Problem gelöst. Hier unterstützt der Assistent die wirklichen Aufgaben, nämlich das Komprimieren einer oder mehrerer Dateien bzw. das Dekomprimieren einer Zip-Datei.

WinZip Assistent
Was möchten Se tun?
Eine Datei komprimieren
Dateigröße wird verringert und Datei bekommt Endung *.zip
Mehrere Dateien in eine Zip-Datei „packen“
Mehrere Dateien werden in einer Zip-Datei abgelegt und können so bequem weitergegeben werden
Eine Zip-Datei dekomprimieren
- Wenn eine Datei als Zip-Datei komprimiert wurde, wird diese wieder als Originaldatei verfügbar gemacht
- Wenn mehrere Dateien in einer Zip-Datei „abgelegt" sind, werden diese alle wieder als Originaldateien verfügbar gemacht
WINZIP
WinZip Classic
Hilfe
< Zurück
Weiter >
Schließen

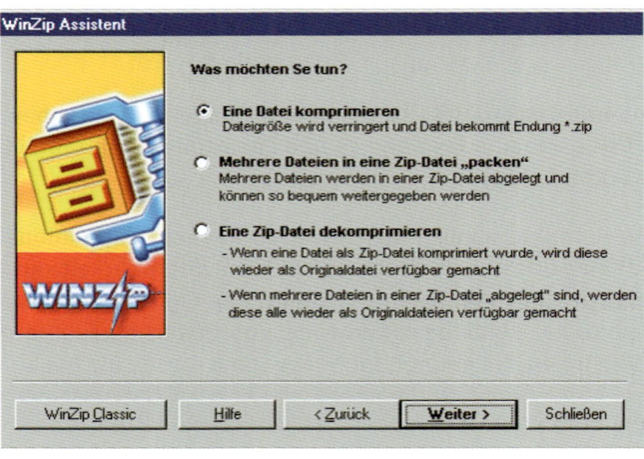

2.1.2 Was ist ein User Interface?

In den medizinproduktbezogenen Normen wird der Begriff „User Interface“ (deutsch: „Benutzungsschnittstelle“) verwendet und in IEC 62366-1:2015 definiert als „Mittel zur Interaktion des Users mit dem Medizinprodukt“. Wenn der Benutzer gemäß dieser Definition mit Vorrichtungen interagiert, mit denen er gar nicht interagieren darf, so wären diese trotzdem Bestandteil der „Benutzerschnittstelle“. Vor diesem Hintergrund referenziert dieses Buch die weitergehende (und nicht im Widerspruch stehende) Definition „Benutzungsschnittstelle“ der DIN EN ISO 9241-110 „Ergonomie der Mensch-System-Interaktion – Interaktionsprinzipien“.

2.1.2.1 Definition, Benutzungsschnittstelle, Steuerelemente und Informationen

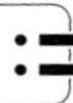

Definition

Die ISO 9241-110 definiert ein **User Interface**, zu Deutsch **Benutzungsschnittstelle**, als „Gesamtheit der Bestandteile eines interaktiven Systems (Software oder Hardwar[e]), die Informationen und Steuerelemente zur Verfügung stellen, die für den Benutzer notwendig sind, um eine bestimmte Arbeitsaufgabe mit dem interaktiven System zu erledigen“.

Beispiele für Steuerelemente sind ...

- eine Auswahlmöglichkeit für die zu bestimmenden Laborparameter bei einem PDMS,
- eine Einstellmöglichkeit für den Beatmungsdruck bei einem Beatmungsgerät,
- die Einstellmöglichkeit für den Fokus am Mikroskop,
- das Gehäuse eines Pen Injectors (zum Halten) sowie der Knopf (zum Auslösen).

Beispiele für Informationen sind ...

- bei einem PDMS die Liste aller Patienten, die unmittelbar Aufmerksamkeit benötigen,
- bei einem Beatmungsgerät die sinkende Sauerstoffsättigung bei einem Patienten,
- sichtbare Verunreinigungen am OP-Besteck.

2.1.2.2 User-Interface-Elemente versus User-Interface-Komponenten

Definition

User-Interface-Element

Ein elementarer Baustein, der zum Bau eines User Interface verfügbar ist.

- Hardware: ein Drehregler
- Software: ein Hyperlink

User-Interface-Komponente

Ein Steuerelement oder eine Information, die aus mehreren User-Interface-Elementen zusammengesetzt ist und für die Erledigung einer (durch das interaktive System) unterstützten Arbeitsaufgabe erforderlich ist.

Beispiel

- Steuerelement „Behandlungsart auswählen“
- Information „Blutdruckverlauf“

Hinweis: Bei der Beschreibung einer User-Interface-Komponente spielt es keine Rolle, ob diese mit Hardware oder Software realisiert ist oder realisiert werden soll.

Benutzer suchen am User Interface eines Produkts immer die Steuerelemente und Informationen, die aus der jeweils zu erledigenden Kernaufgabe heraus erforderlich sind, unabhängig davon, wie sie im einzelnen Produkt konkret realisiert sind. Produkte, die genau diese Steuerelemente und Informationen für den Benutzer bereitstellen, werden als intuitiv empfunden.

Jedes Steuerelement und jede Information am User Interface repräsentiert eine der folgenden Arten von **User-Interface-Komponenten**:

- **Wegweiser**. z. B. eine auswählbare Menüoption zum Auffinden eines Steuerelements oder eine Information. D. h., Wegweiser dienen häufig zur Navigation durch komplexere User-Interface-Strukturen.
- **Nutzungsobjekte**, z. B. die Liste aller Laborwerte eines Patienten.
- **Werkzeuge**, z. B. zum Löschen eines Laborwerts, Verlegen eines Patienten.
- **Statusinformationen**, z. B. ein Fortschrittsbalken oder die Information „Laborwert wurde gelöscht“.
- **Zu quittierende Rückmeldungen**, z. B. der Bestätigungsdialog mit den Optionen „Löschen“, „Nicht löschen“ und „Abbrechen“.
- **Instruktionen**, z. B. „Zum Exportieren von Laborwerten gewünschte Laborwerte ankreuzen“.

Diese User-Interface-Komponenten lassen sich in die eben eingeführten Klassen „Steuerelemente“ und „Informationen“ einteilen (Bild 4):

- Wegweiser, Werkzeuge und zu quittierende Rückmeldungen sind die Steuerelemente am User Interface.
- Nutzungsobjekte, Statusinformationen und Instruktionen bieten dem Benutzer die erforderliche Information zur Aufgabenerledigung.

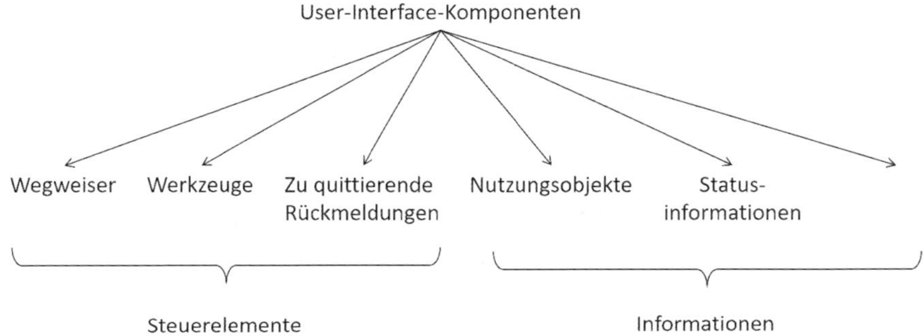

Bild 4: User-Interface-Komponenten

User-Interface-Komponenten lassen sich bei der Konzeption von User Interfaces bereits vor der Realisierung spezifizieren. User-Interface-Komponenten sind typischerweise unabhängig von der eingesetzten Technologie zur Realisierung des Produkts und über Versionen/Releases von Produkten hinweg sehr stabil.

Zu Realisierung von User-Interface-Komponenten kann auf eine große Anzahl an vorgefertigten **User-Interface-Elementen** zurückgegriffen werden. User-Interface-Elemente sind die „Legobausteine", aus denen die User-Interface-Komponenten zusammengesetzt werden.

Tabelle 1: Vorgefertigte User-Interface-Elemente für Software und für Hardware User Interfaces

Bei Software	Bei Hardware
Hyperlink	Kippschalter
Button	Potentiometer (Drehregler)
Drop-down-Listbox	Schieberegler
Checkbox	Drucktaster
Radio Button	7-Segment-Anzeige
Akkordeon	Analoganzeige
Karussell	Schlauchkupplung
Landkarte	Kaltgerätestecker
Dialogbox	Wandbefestigung

Bei Software	Bei Hardware
Statusleiste	Tastenfeld
Thumbnail	Joystick
Slider	Beeper
u. v. m.	Schlüsselschalter
	u. v. m.

Beispielsweise können Sie Werkzeuge realisieren mit Buttons, Checkboxen, Radio Buttons, Kippschaltern, Potentiometern, Schiebereglern usw. Ein Hyperlink mag zur Realisierung eines Wegweisers eingesetzt werden, ein Karussell zu Realisierung eines Nutzungsobjekts, eine 7-Segment-Anzeige zur Realisierung einer Statusinformation oder ein Drucktaster zur Realisierung einer „Anfahrhilfe" für ein schweres Mikroskop.

Zwar sollten Sie die vorgefertigten Elemente vorwiegend für einen Typ an Standardkomponenten nutzen, also z. B. den Hyperlink immer als Wegweiser, allerdings gibt es vorgefertigte Elemente, die mehrere Benutzungen erlauben. Beispielsweise kann eine 7-Segment-Anzeige nicht nur als Statusinformation dienen, sondern auch als Nutzungsobjekt, das den aktuellen Blutdruck anzeigt, oder als Teil eines Werkzeugs, das dessen Parameterwerte anzeigt.

In modernen Benutzungsschnittstellen kann ein User-Interface-Element gleichzeitig Information wie auch Steuerelement sein. Beispielsweise zeigen einige „Maps" durch Applikationen mit einem roten Ballon den Zielort an (Nutzungsobjekt/Information) und man kann diesen auch interaktiv verschieben, um den Zielort zu verändern (Werkzeug/Steuerelement). Ein weiteres Beispiel sind die Bilder einiger DICOM-Viewer: Sie entsprechen einerseits Nutzungsobjekten. Andererseits erlauben sie auf einem Touchscreen mit Zwei-Finger-Pinch-Gesten, den Zoomfaktor und Bildausschnitt zu verändern (Werkzeug/Steuerelement).

2.1.3 Das User Interface als Ausgangspunkt für Risiken und Maßnahmen zur Risikobeherrschung

Die Spezifikation der User-Interface-Komponenten des User Interface hat eine direkte Auswirkung auf die Gebrauchstauglichkeit des Produkts. Eine mangelnde Gebrauchstauglichkeit kann bei Medizinprodukten nicht nur zu unzufriedenen Benutzern führen, sondern auch zu Benutzungsfehlern und daraus resultierenden Risiken für Patienten und Anwender. Die Vermeidung dieser Risiken steht bei den Regularien (EU-Medizinprodukteverordnungen (MDR, IVDR), IEC 62366-1, FDA) im Vordergrund.

Link

Kapitel 3 hat den Fokus auf dem Sicherheitsaspekt (Vermeiden von Risiken – Pflicht), während Kapitel 4 Methoden erklärt, die darüber hinaus die Effizienz und allgemeine Qualität des MP verbessern (Kür).

Ein Produkt oder System kann auf eine Eingabe oder Auswahl der Benutzer wie folgt reagieren:

Tabelle 2: Mögliches Systemverhalten und Beispiele

Nr.	Reaktion des Systems auf Benutzeraktionen	Beispiele
1	System lässt fehlerhafte Eingabe oder Auswahl nicht zu.	– Ein Beatmungsgerät erlaubt keine freie Eingabe des Beatmungsdrucks, sondern nur die Auswahl der Werte aus einem beschränkten Wertebereich. – Das PDMS bietet zur Verschreibung von Medikamenten kein Freitextfeld, sondern nur eine vordefinierte Liste an.
2	System fordert Korrektur vor Datenverarbeitung.	– Das Beatmungsgerät lässt nach der Eingabe eines zu großen Beatmungsdrucks einen Alarmton erklingen, löscht den eingegebenen Wert und fordert zum neuen Eingeben auf. – Das PDMS zeigt direkt beim Verlassen des E-Mail-Felds ein Pop-up mit der Meldung an, dass die eingegebene Adresse ohne @-Zeichen nicht gültig sei, und setzt den Cursor in das System zurück.
3	System warnt und fordert Lesebestätigung vor Datenverarbeitung.	– Das Beatmungsgerät zeigt eine Warnmeldung an, dass dieser Beatmungsdruck für Patienten üblicherweise zu hoch ist, und beginnt die Beatmung erst, nachdem der Anwender diese Meldung quittiert hat.

Nr.	Reaktion des Systems auf Benutzeraktionen	Beispiele
		– Das PDMS zeigt einen Pop-up-Dialog an, der den Benutzer darauf hinweist, dass der Patient allergisch auf das ausgewählte Medikament ist, und bietet dem Benutzer die Optionen „Trotzdem verschreiben“ und „Abbrechen“ an. Im ersten Fall speichert das System das Medikament.
4	System warnt, lässt jedoch Datenverarbeitung ohne Lesebestätigung zu.	– Das Beatmungsgerät zeigt bei der Auswahl des Beatmungsdrucks oberhalb der üblichen Grenzen ein blinkendes Ausrufezeichen an. – Das PDMS zeigt bei der Auswahl eines zu kurzen Passworts ohne Sonderzeichen neben dem Eingabefeld „Passwort schwach“ an. Klickt der Benutzer auf „Speichern“, übernimmt das System das Passwort.
5	System warnt nicht, lässt jedoch eine Korrektur nach Datenverarbeitung zu.	– Das Beatmungsgerät erlaubt es, jeden vom System lieferbaren Beatmungsdruck einzustellen. Es erlaubt es auch, diesen Druck jederzeit zu ändern. – Das PDMS erlaubt es jederzeit, das Geburtsdatum des Patienten zu ändern.

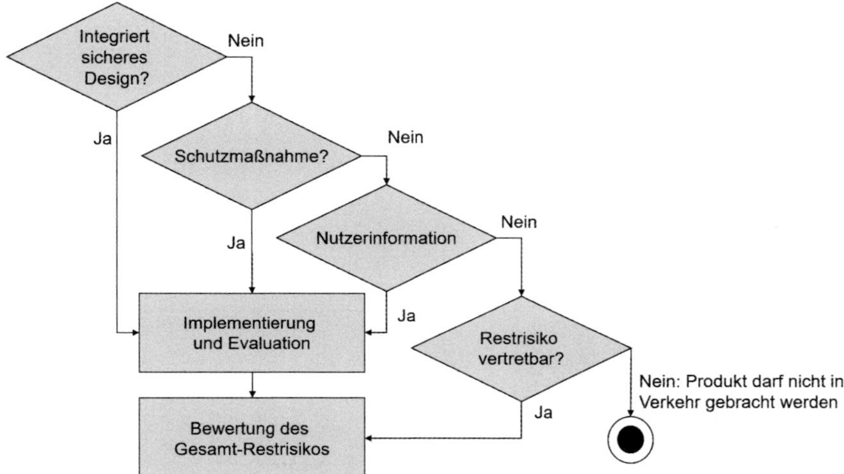

Bild 5: Anforderungen an die Risikobeherrschung gemäß Medizinprodukterichtlinie

Falls Risiken aus fehlerhaften Benutzeraktionen resultieren, müssen die Hersteller diese Risiken minimieren. Die Medizinprodukteverordnungen[3] verlangen[4], dass die Hersteller vorrangig integrierte Sicherheit anstreben, wenn das nicht möglich ist, risikominimierende Maßnahmen implementieren, und wenn das nicht möglich oder ausreichend ist, über die resultierenden Risiken informieren müssen (Bild 5).

Die Varianten 1 und 2 in Tabelle 2 entsprechen integrierter Sicherheit, die Variante 3 einer risikominimierenden Schutzmaßnahme und die Variante 4 einer Information über Restrisiken. Variante 5 stellt keine risikominimierende Maßnahme dar.

Integrierte Sicherheit ist auch bei User Interfaces nicht immer möglich. Eingaben können in einem Kontext erforderlich sein, in einem anderen nicht. Ein bestimmter Beatmungsdruck mag bei einem Erwachsenen erlaubt sein, bei einem Kind nicht. Für eine Beatmung von wenigen Stunden Dauer werden andere Grenzwerte gelten als für eine Beatmung über Tage oder gar Wochen.

Tabelle 3 verschafft Ihnen einen Überblick darüber, bei welchen Aktionen der Benutzer welche Aktion Ihres Produkts bzw. welches Sicherheitskonzept wählen sollte.

3 MDR (2017/745), IVDR (2017/746)

4 MDR, IVDR jeweils Anhang I (grundlegende Sicherheits- und Leistungsanforderungen), Absatz 1

Tabelle 3: Abhängig von dem Risiko, das aus einer falschen Aktion des Benutzers resultiert, müssen verschiedene Maßnahmen zur Risikobeherrschung gewählt werden, zumindest wenn keine integrierte Sicherheit gewährleistet werden kann.

	Reaktion des Systems					
	(integrierte Sicherheit)		(integrierte Sicherheit)	(integrierte Sicherheit)	(integrierte Sicherheit)	(integrierte Sicherheit)
	fehlerhafte Eingabe oder Auswahl wird nicht zugelassen	fehlerhafte Eingabe oder Auswahl wird nicht zugelassen	fehlerhafte Eingabe oder Auswahl wird nicht zugelassen	fehlerhafte Eingabe oder Auswahl wird nicht zugelassen	fehlerhafte Eingabe oder Auswahl wird nicht zugelassen	fehlerhafte Eingabe oder Auswahl wird nicht zugelassen
Aktion des Benutzers: (Eingabe oder Auswahl)	Eine beabsichtigte Eingabe oder Auswahl ist unzulässig	✓	✓	–/–	–/–	–/–
	Eine beabsichtigte Eingabe oder Auswahl ist prinzipiell zulässig, möglicherweise in diesem Kontext aber falsch oder ungeeignet und dann gefährlich.	–/–	–/–	✓	–/–	–/–
	Eine beabsichtigte Eingabe oder Auswahl ist prinzipiell zulässig, aber möglicherweise falsch oder ungeeignet, aber in keinem Fall gefährlich.	–/–	–/–	–/–	✓	✓

2.1.4 Häufige Begriffsverwechslungen beim Usability Engineering

2.1.4.1 Verwechseln von Benutzbarkeit, Gebrauchstauglichkeit und Ergonomie

Die Begriffe Benutzbarkeit, Gebrauchstauglichkeit und Ergonomie werden häufig verwechselt oder synonym gebraucht.

Definition

Unter **Benutzbarkeit** versteht man die Tatsache, dass einzelne User-Interface-Elemente erkennbar sind und Eingaben und Auswahlen ohne Hindernisse zulassen.

Beispiel

- Eine Null und der Buchstabe O sind in einer Anzeige unterscheidbar.
- Eine Tastatur hat zwischen den einzelnen Tasten ausreichend Abstand, damit man nicht versehentlich die falsche Taste drückt. Der Tastendruck ist nicht zu hoch und nicht zu niedrig.

Die Benutzbarkeit ist eine notwendige, aber nicht hinreichende (!) Voraussetzung für Gebrauchstauglichkeit. Nicht benutzbare Produkte sind allerdings immer auch nicht gebrauchstauglich (siehe Bild 6).

Ergonomische Gestaltungsregeln sollen die Benutzbarkeit der Produkte sicherstellen. Die Benutzbarkeit ist ein Aspekt der Gebrauchstauglichkeit.

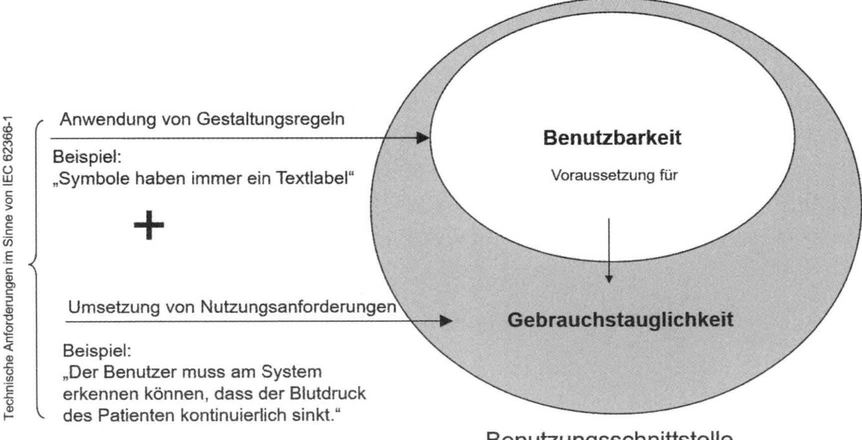

Bild 6: Benutzbarkeit als Voraussetzung für Gebrauchstauglichkeit

Beispiel 2.4

Fall 1: Mangelnde Gebrauchstauglichkeit aufgrund mangelnder Benutzbarkeit

Ein PDMS verstößt dadurch gegen ergonomische Gestaltungsregeln, dass es zu kleine Buttons ohne Tool-Hinweiss oder ohne beschreibenden Text verwendet. Dadurch treffen die Benutzer mit der Maus oft den falschen Button (mangelnde Benutzbarkeit) und wissen nicht genau, welche Funktionen die Icons auf den Buttons repräsentieren (mangelnde Verständlichkeit). Das PDMS ist schwer benutzbar und somit nicht gebrauchstauglich.

Fall 2: Mangelnde Gebrauchstauglichkeit trotz guter Benutzbarkeit

Eine Patientenliste ist nach allen Spalten sortierbar (Benutzbarkeit), aber in der Liste ist keine Spalte „Geburtsdatum" enthalten, die eine eindeutige Unterscheidung von Patienten bei Namensgleichheit ermöglichen würde (Gebrauchstauglichkeit).

2.1.4.2 Mangelndes Verständnis der Ebenen von Gestaltungsrichtlinien

Gestaltungsrichtlinien für die User-Interface-Gestaltung gibt es auf 4 Ebenen:

1) Gestaltungsprinzipien
2) Heuristiken
3) Gestaltungsregeln
4) Festgelegte Konventionen

Diese Unterteilung ist in der Praxis hilfreich, da bestimmte Richtlinien bereits in Normen und Fachliteratur verfügbar sind und einfach wiederverwendet werden können, ohne „das Rad neu zu erfinden". Tabelle 4 zeigt die vier Ebenen der Gestaltungsrichtlinien. Hersteller sollten Festlegungen für die eigenen Produkte auf Ebene 4 „Festgelegte Konvention" in hauseigenen Regelwerken treffen. So schafft man einerseits konsistente Produkte, bei denen der Benutzer konsequent einmal Benutztes an anderer Stelle ohne mentalen Aufwand genauso nutzen kann. Andererseits helfen die Konventionen bei der Verifikation der Benutzbarkeit der eigenen Produkte.

Wichtig ist, dass im eigenen Haus festgelegte Konventionen nicht gegen anerkannte Gestaltungsprinzipien verstoßen.

Tabelle 4: Arten von Gestaltungsrichtlinien

Ebene	**Beschreibung Beispiel**	**Beispiel**	**Typische Quelle**
Gestaltungsprinzip	Eine Grundregel, die immer zutrifft.	Das System zeigt in jeder Benutzungssituation jede erforderliche Information für den Benutzer an (Selbstbeschreibungsfähigkeit).	Normen (z. B. ISO 9241-110)
Heuristik	Eine grobe Daumenregel, die häufig (aber nicht immer) zutrifft und dazu dient, die Umsetzung eines Gestaltungsprinzips zu erreichen (oder zu überprüfen).	Das System sollte eine Hilfefunktion haben. Diese Heuristik unterstützt das Prinzip „Erlernbarkeit“. Sie trifft grundsätzlich zu, ist aber nicht immer anwendbar. So sollte ein Fahrkartenautomat keine Hilfefunktion erforderlich machen.	Normen und Fachliteratur
Gestaltungsregel	Eine konkrete Regel, die man trotzdem unterschiedlich umsetzen kann.	Eingabefelder für Pflichtangaben müssen von Eingabefeldern mit optionalen Angaben unterscheidbar sein.	Normen und Fachliteratur
Festgelegte Konvention	Festgelegte Standardvorgabe ohne Interpretationsspielraum	– Eingabefelder für Pflichtangaben werden am Ende des Feldbezeichners mit dem Symbol „*“ gekennzeichnet. – Der Button [OK] ist immer links von [Abbrechen] platziert.	Styleguides von Herstellern (teilweise auch Normen)

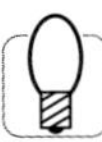

Tipp

Beginnen Sie nicht, Gestaltungsregeln neu zu „erfinden", sondern orientieren Sie sich an denen der Normenfamilie ISO 9241. Referenzieren Sie aber auch nicht die ganze Normenfamilie. Dies erschwert später die Verifizierung (Inspektion).

Festgelegte Konventionen für die Gestaltung von Benutzungsschnittstellen geben Ihnen Style Guides. Diese sind zwar meist nicht produktspezifisch, dafür aber plattform- oder firmenspezifisch. Plattformhersteller wie Microsoft, Apple, Google usw. veröffentlichen solche Style Guides. Ebenso entwickeln viele Medizinproduktehersteller Style Guides, um für alle Produkte ein firmeneinheitliches (konsistentes) „Look & Feel" zu erreichen.

Style Guides geben beispielsweise Vorgaben ...

- zum Layout (Farben, Schriftarten, Größen, Abständen usw.),
- zur Verwendung bestimmter User-Interface-Elemente wie Nutzungsobjekte und Werkzeuge sowie
- zur Reaktion der User-Interface-Elemente auf Benutzeraktionen.

Tipp

Achten Sie darauf, dass Ihre eigenen Style Guides nicht im Widerspruch zu den spezifischen Vorgaben der Plattformhersteller und zu den allgemeinen Gestaltungsregeln stehen. Diese Style Guides sollten primär Usability Engineers und nur sekundär Designer formulieren.

2.1.4.3 Verwechseln von Nutzungsanforderungen, Systemanforderungen und Systemspezifikationen

Häufig unterscheiden Hersteller die verschiedenen Typen an Anforderungen nicht ausreichend präzise und sprechen nur von den „Anforderungen". Diese Unterscheidung ist jedoch erforderlich, sowohl um die Regularien einzuhalten als auch um wirklich gebrauchstaugliche Produkte entwerfen zu können.

Die **Nutzungsanforderungen** beschreiben, was Benutzer bei der jeweiligen Aufgabe an interaktiven Systemen erkennen, eingeben und auswählen können müssen (4.3.1.2). Damit beschreiben Nutzungsanforderungen noch keine Lösungen. Vielmehr wird es viele Lösungen, d. h. Produkte geben, die diese Nutzungsanforderungen erfüllen.

Nutzungsanforderungen als Teil der Stakeholder-Anforderungen[5] gehören zur Problem-Domäne, die Systemanforderungen und Systemspezifikation sind Teil der Lösungs-Domäne.

Die **Systemanforderungen** sind Anforderungen an das System „unter der Haube“, die aber noch keine technischen Lösungen festschreiben. Systemanforderungen beschreiben, was das System leisten können muss, um die Umsetzung einer oder mehrerer Nutzungsanforderungen zu ermöglichen.

Die **Systemspezifikation** beschreibt das zu entwickelnde System aus einer Blackbox-Sicht. Die Systemspezifikation umfasst die Spezifikation der Benutzungsschnittstelle (des User Interface) ebenso wie die Spezifikation weiterer Schnittstellen wie der Datenschnittstellen, der elektrischen Schnittstellen oder des Anwendungsteils.

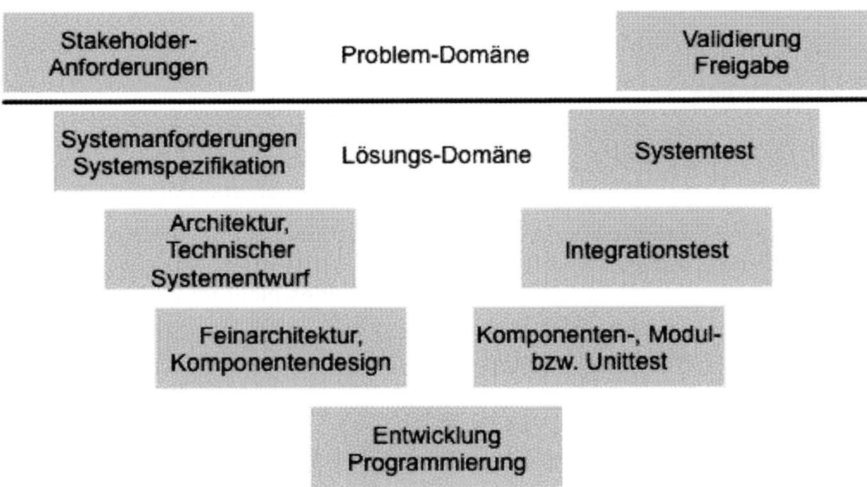

Bild 7: Zuordnung der Aktivitäten zu Entwicklungsphasen

5 Neben den Benutzern existieren weitere Stakeholder wie der Gesetzgeber, die Entwickler, den Investor usw. Entsprechend gibt es weitere Typen an Stakeholder-Anforderungen, z. B. organisatorische, gesetzliche Anforderungen und Marktanforderungen.

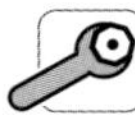

Beispiel 2.5

Beispiel Beatmungsgerät

Eine der Nutzungsanforderungen lautet: Der Benutzer muss am System den Beatmungsmodus (z. B. assistierte Spontanatmung ASB, Continuous Positive Airway Pressure (CPAP) oder Hochfrequenzoszillationsventilation (HFOV)) auswählen können.

Die Systemanforderung verlangt, dass das System den Atemmitteldruck berechnet, ebenso die Dauer der positiven Phase der Beatmung. Letztere soll das System als ein Drittel der Dauer des gesamten Atemzyklus wählen.

Die Systemspezifikation legt fest, dass das System einen Drehschalter mit gewissen geometrischen und mechanischen Eigenschaften anbietet und dass abhängig von dessen Stellung das Beatmungsgerät an der Beatmungsmaske einen definierten Beatmungsmode anbietet.

Beispiel PDMS

Eine der Nutzungsanforderungen lautet: Der Benutzer muss am System alle Patienten überblicken können, die einer besonders häufigen Überwachung bedürfen.

Die Systemanforderung verlangt, dass das System das Maß der Notwendigkeit, mit dem Patienten überwacht werden müssen, berechnet nach dem Apache II Score.

Die Systemspezifikation legt fest, dass das System die Patienten, die einer besonders häufigen Überwachung bedürfen, mit einem spezifischen Symbol und roter Schrift oben in der Patientenliste anzeigt, in absteigender Reihenfolge der Notwendigkeit der Überwachung.

2.1.4.4 Verwechseln von Gestaltungsrichtlinien und Nutzungsanforderungen

Gestaltungsrichtlinien gelten allgemein, d. h. unabhängig von konkreten Produkten. Hingegen müssen Hersteller die Nutzungsanforderungen spezifisch für jedes ihrer Produkte erheben und deren Erfüllung sicherstellen.

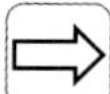

Link

- Die Definition des Begriffs Nutzungsanforderung finden Sie in Kapitel 4.3.1.2.
- Wie Sie Nutzungsanforderungen für Ihre Produkte erheben, verrät Ihnen Kapitel 4.3.2.

Selbst wenn Sie als Hersteller „alle“ Gestaltungsrichtlinien einhalten, haben Sie damit die Gebrauchstauglichkeit Ihrer Produkte noch nicht sichergestellt. D. h., Sie können sich noch nicht darauf verlassen, dass die Benutzer ihre Benutzungsziele effektiv, effizient und zur Zufriedenstellung erreichen. Das Einhalten von Gestaltungsrichtlinien ist eine notwendige, aber nicht hinreichende Voraussetzung für die Gebrauchstauglichkeit.

Hingegen werden Benutzer von Produkten, die alle Nutzungsanforderungen erfüllen, zumindest ihre Benutzungsziele erreichen (→ Effektivität). Die Effizienz und Zufriedenheit sind aber noch nicht gewährleistet.

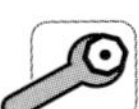

Beispiel 2.6

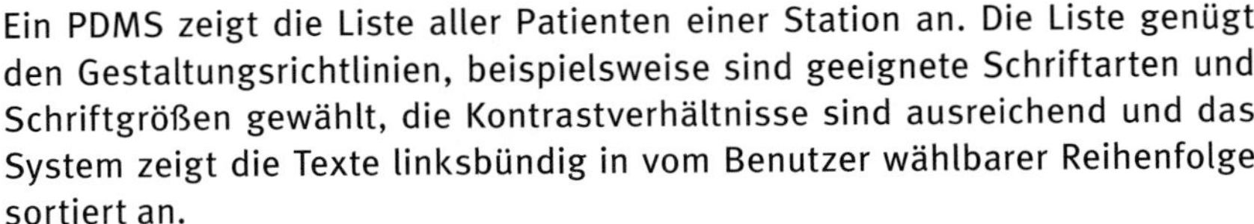

Ein PDMS zeigt die Liste aller Patienten einer Station an. Die Liste genügt den Gestaltungsrichtlinien, beispielsweise sind geeignete Schriftarten und Schriftgrößen gewählt, die Kontrastverhältnisse sind ausreichend und das System zeigt die Texte linksbündig in vom Benutzer wählbarer Reihenfolge sortiert an.

Die Nutzungsanforderung, dass der Benutzer die Patienten, die einer besonderen Aufmerksamkeit bedürfen, am System im Zusammenhang erkennen muss, ist hingegen nicht erfüllt.

2.1.4.5 Verwechseln von Benutzerforderungen (User Requests) und Nutzungsanforderungen (User Requirements)

Nicht alles, was Ihre Kunden oder Benutzer (User) Ihnen gegenüber als Wunsch äußern, ist eine Stakeholder-Anforderung bzw. eine Nutzungsanforderung, auch wenn Ihre Benutzer wichtige Stakeholder sind.

Was Ihre User typischerweise äußern, sind User Requests. Zwar sind User Requests häufig ein Indiz für eine nicht erfüllte Nutzungsanforderung (User Requirement), beide Begriffe sollten Sie aber streng unterscheiden. User Requests entsprechen häufig Systemspezifikationen, d. h., sie formulieren Blackbox-Anforderungen an ein System oder Produkt.

Es ist die Aufgabe von Requirements Engineers, die User Requirements (Nutzungsanforderungen) und damit zutreffenderweise die „wirklichen“ Stakeholder-Anforderungen zu identifizieren, die sich hinter den User Requests verbergen.

Link

Kapitel 4.3.2 beschreibt, wie Sie die wirklichen Stakeholder-Anforderungen identifizieren können.

2.1.4.6 Verwechseln von Verifizierung und Validierung im Vergleich zu formativer Evaluation und summativer Evaluation

Die zweite Ausgabe der IEC 62366, die IEC 62366-1, führt die Begriffe der formativen (entwicklungsbegleitenden) und summativen (abschließenden) Bewertung der Gebrauchstauglichkeit ein. Diese Begriffe lösen aber nicht das Begriffspaar Verifizierung und Validierung ab. Sowohl eine formative als auch eine summative Evaluation kann in Form einer Verifizierung als auch als Validierung erfolgen. Allerdings besteht die IEC 62366-1 in der Regel auf einer summativen Evaluation in Form einer Validierung.

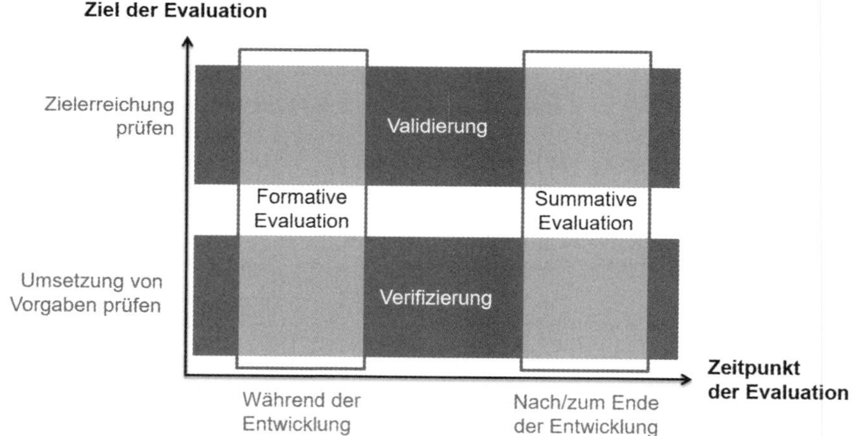

Bild 8: Es gilt, die Ziele und den Zeitpunkt der Prüfung/Evaluation der Gebrauchstauglichkeit zu unterscheiden.

Ein früher „Usability Test" wäre ein Beispiel für eine formative Evaluation als Teil der Vorbereitung der Validierung, eine heuristische Evaluation bereits auf Basis von Mock-ups wäre ein Beispiel für eine formative Evaluation als Teil der Verifizierung.

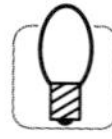

Tipp

Verzichten Sie nie auf die Validierung der Gebrauchstauglichkeit. Nur so beweisen Sie wirklich, dass Ihr Produkt gebrauchstauglich ist.

Validieren Sie Ihr Produkt frühzeitig, also im Rahmen einer formativen Prüfung. So vermeiden Sie aufwendiges Nachbessern am Ende der Entwicklung.

Verifizieren Sie Ihr Produkt, bevor Sie es validieren. Die Verifizierung gibt Ihnen wertvolle Hinweise auf Nutzungsprobleme, die bereits vor der (aufwendigeren) Validierung abgestellt werden können.

2.1.4.7 Verwechseln von Usability und User Experience

Usability ist eine Eigenschaft, die die Benutzer nur **während** der Benutzung des Produkts erfahren. Der vermutete Nutzen, d. h. das, was der Benutzer erwartet (antizipiert), wie es sein wird, das Produkt zu nutzen, und die Empfindungen **nach** der Benutzung sind Teil der User Experience. In anderen Worten: Usability ist nur ein Teil der User Experience (siehe Bild 9).

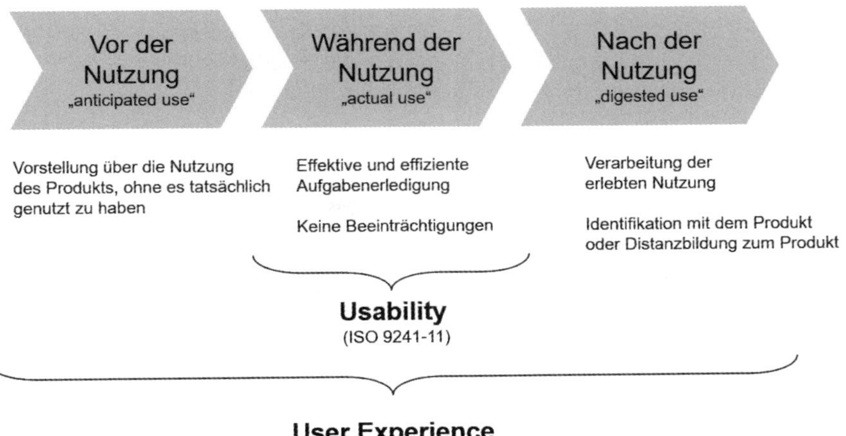

Bild 9: Abgrenzung von Gebrauchstauglichkeit (Usability) und User Experience

2.1.4.8 Verwechslung von Bedürfnissen versus Erfordernissen

Der Ökonom Manfred Max-Neef publizierte bereits 1989 die sogenannten „Grundbedürfnisse" des Menschen[6]:

- Subsistenz („Bestand")
- Schutz

6 Die deutsche Literaturquelle hierzu findet sich unter Max-Neef, M., A. Elizalde, M. Hopenhayn: Entwicklung nach menschlichem Maß – Eine Option für die Zukunft. Gesamthochschule Kassel, Kassel 1990.

- Zuwendung
- Verständnis
- Partizipation
- Muße
- Kreativität
- Identität
- Freiheit

Während Erfordernisse sich auf tatsächlich benötigte Ressourcen oder Informationen bei der Aufgabenerledigung beziehen, sind Bedürfnisse Ausdruck von Wünschen, die das Verlangen nach Herstellung eines angestrebten positiven emotionalen Zustands darstellen. Bedürfnisse führen im Kontext der Entwicklung und Vermarktung von Produkten meist zu Kaufimpulsen und sind somit bei der validen Herleitung von Marktanforderungen relevant, während Erfordernisse üblicherweise zu den Nutzungsanforderungen führen.

Link

Im Kapitel 4.3.1 finden Sie die Definition des Begriffs Erfordernis. Kapitel 4.3.1.1 stellt Ihnen verschiedene Typen von Erfordernissen vor.

Bedürfnisse kann man als „angestrebte emotionale Zustände“ von Menschen begreifen. Insbesondere die folgenden emotionalen Zustände antizipieren Menschen bei der Beschaffung von Produkten.

1) Sicherheit,
2) Privatsphäre,
3) Motiviertheit,
4) Anerkennung (Zugehörigkeit/Akzeptanz),
5) Zufriedenheit,
6) Glück (Freude).

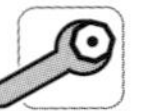

Beispiel 2.7

Fall 1: Der Arzt (Zielgruppe) muss beim Kauf eines Medizinprodukts (spezifische Situation) feststellen können, dass er das Medizinprodukt im Einsatz beherrschen wird (Voraussetzung), um sich sicher zu fühlen (emotionaler Zustand).

Fall 2: Der Wähler (Zielgruppe) muss bei der Wahl in der Wahlkabine (spezifische Situation) feststellen können, dass er nicht beobachtet wird (Voraussetzung), um Privatsphäre wahrzunehmen (emotionaler Zustand).

Fall 3: Der Arzt (Zielgruppe) muss beim Kauf eines Medizinprodukts (spezifische Situation) feststellen können, dass ihn das neue Medizinprodukt bei der medizinischen Aufgabe besser unterstützt als bisher (Voraussetzung), um für den Kauf motiviert zu sein (emotionaler Zustand).

Fall 4: Der Schüler (Zielgruppe) muss im Sportunterricht (spezifische Situation) eine Turnhose eines anerkannten Markenherstellers angezogen haben (Voraussetzung), um das Gefühl der Anerkennung durch die Schulkameraden in der Klasse zu haben (emotionaler Zustand).

Fall 5: Der Arzt muss nach einem chirurgischen Eingriff (spezifische Situation) feststellen können, dass alle beabsichtigten Änderungen am Körper des Patienten wie geplant erreicht wurden (Voraussetzung), um zufrieden zu sein (emotionaler Zustand).

Fall 6: Der Lottospieler (Zielgruppe) muss sich beim Kauf des Lottoscheines (spezifische Situation) vorstellen können, wie es wäre, wenn er gewinnt (Voraussetzung), um Glück zu empfinden (emotionaler Zustand).

2.1.5 Weitere typische Fehler beim Usability Engineering

2.1.5.1 Ignoranz „indirekter" Gefährdungen („Informational Hazards")

Regelmäßig glauben Hersteller, dass Risiken aufgrund mangelnder Gebrauchstauglichkeit (speziell bei Stand-alone-Software) nicht so wichtig seien, z. B. weil „ja ein Arzt letztlich die Entscheidung treffe und den Patienten behandle oder diagnostiziere und nicht das Medizinprodukt".

Zwar trifft es zu, dass Software die Patienten und Anwender nie schädigt – zumindest nicht direkt. Die Software kann aber wie jedes User Interface durch mangelnde Gebrauchstauglichkeit dazu beitragen, dass die Diagnose oder Therapie von Krankheiten und Verletzungen suboptimal erfolgt und den Patienten schädigt. Gebrauchstauglichkeitsprobleme schädigen Patienten nur indirekt. Die dabei entstehenden potenziellen Schäden sind aber genauso konkret wie Schäden, die durch eine direkte Gefährdung wie elektrische Spannung, Hitze, chemische Stoffe oder Strahlung verursacht wurden.

Daher müssen Sie als Hersteller Risiken durch mangelnde Gebrauchstauglichkeit genauso sorgfältig analysieren und beherrschen wie alle anderen Risiken. Aufgrund der höheren Komplexität durch die „Indirektheit" vielleicht sogar noch intensiver.

Häufig teilen Hersteller Gefährdungen in drei Klassen ein:

- Energie
- Material
- Information (→ „Informational Hazards")

Wir raten von dieser Sichtweise ab und empfehlen, die Gefährdung als das letzte Element einer Ursachenkette vor der Gefährdungssituation zu definieren. Damit wäre beispielsweise nicht eine missverständliche Anzeige eines Medikaments (→ Information) die Gefährdung, sondern das Medikament (→ Material).

Im Gegensatz zu „klassischen Medizinprodukten" liegt die Gefährdung (Energie, z. B. Strom, Strahlung oder Material, z. B. chemische Substanz) nicht mehr an der „Außenkante" des Geräts. Hersteller müssen insbesondere im Kontext der Gebrauchstauglichkeit die Ursachenkette von dieser „Außenkante" (hier Information) bis zum möglichen Schaden weiter untersuchen.

2.1.5.2 Verwechseln von Prozess und Akte

Ein sicheres Medizinprodukt schaffen Hersteller nicht durch das „Schreiben einer Gebrauchstauglichkeitsakte", sondern dadurch, dass sie die Produkte im Rahmen eines „gebrauchstauglichkeitsorientierten Entwicklungsprozesses" entwickeln. Die Gebrauchstauglichkeitsakte dokumentiert die wirksame Durchführung dieses Prozesses und ermöglicht dadurch dessen Bewertung durch Dritte.

2.1.5.3 Formative Evaluation nicht mit repräsentativen Benutzern

Ein weiterer häufig gemachter Fehler besteht darin, Prototypen nicht mit repräsentativen („echten") Benutzern zu evaluieren, sondern zu viel mit der eigenen Mannschaft zu „testen". Weder können Ärzte (in ihrer Rolle als Arzt) Nutzungsanforderungen systematisch ableiten oder gebrauchstaugliche Benutzungsschnittstellen spezifizieren, noch können Entwickler (und auch nicht Usability

Engineers) beurteilen, ob ein Produkt gebrauchstauglich ist, ohne dieses im spezifizierten Benutzungskontext mit den spezifizierten Benutzern zu validieren.

2.1.6 Warum ist Usability relevant?

Um es unmissverständlich zu formulieren: Usability ist keine Modeerscheinung, kein Trend, auf den gerade alle aufspringen und der „ganz nett" ist. Vielmehr haben Hersteller, die sich des Themas Usability nicht annehmen, auf dem Markt der Medizinprodukte nichts verloren und werden dort auf Dauer auch nicht erfolgreich sein. Aus mehreren Gründen:

2.1.6.1 Risiken für Patienten, Benutzer und Dritte minimieren

Medizinprodukte mit mangelnder Gebrauchstauglichkeit führen zu Risiken für Patienten, Benutzer und Dritte. Regelmäßige Todesfälle sind der traurige Beweis. Sie als Hersteller haben nicht nur die gesetzliche, sondern auch die ethische Pflicht, alle vermeidbaren Risiken durch mangelnde Gebrauchstauglichkeit zu eliminieren.

2.1.6.2 Stress im Audit und Strafen vermeiden

Die Regularien verlangen gebrauchstaugliche Medizinprodukte. Medizinproduktehersteller müssen nachweisen, dass ihre Produkte gebrauchstauglich sind. Ohne diesen dokumentierten Nachweis werden sie Probleme im Audit erfahren und laufen Gefahr, wegen Verstoßes gegen Gesetze und Verordnungen verurteilt zu werden. Und das übrigens nicht nur im Schadensfall.

Die FDA belegt regelmäßig Firmen, die den Nachweis nicht erbringen können, mit „Warning Letters" oder sogar mit einem Marktverbot.

2.1.6.3 Markterfolg erzielen

Gebrauchstaugliche Produkte sind im Markt erfolgreicher. Dazu bedarf es nicht einmal eines „Wow-Effekts". Benutzer und Kunden schätzen Produkte, mit denen sie ihre Aufgaben schnell, präzise und vollständig erledigen können, und empfehlen diese weiter. Dies entspricht auch (in etwa) der Definition des Begriffs Gebrauchstauglichkeit.

Usability und Requirements Engineering geben Herstellern einen Satz an Methoden an die Hand, um wirkliche Innovation zu erreichen, Innovation, die Menschen hilft.

2.1.6.4 Entwicklung effizienter gestalten

Eine Entwicklung, die Produkte entwickelt, die dem Menschen nützen, ist effektiv. Eine Entwicklung, die Produkte schnell und zu niedrigen Kosten entwickelt, ist auch effizient.

Hersteller, die die Methoden des Usability und Requirements Engineerings systematisch anwenden, arbeiten effizient. Sie vermeiden unnötige Iterationen, sie sparen sich aufwendige Nachbesserungen, das spätere Überarbeiten von Produkten oder teure Flops.

Das Usability und Requirements Engineering verschafft Herstellern eine langfristige Entwicklungs- und Release-Strategie.

2.1.6.5 Konflikte und Widersprüche bei Benutzern minimieren

Arzt A wünscht sich von der nächsten Generation eines Medizinprodukts einen Satz an Funktionalität. Arzt B teilt diese Wünsche, hat aber noch ein paar zusätzliche „Anforderungen". Die Wünsche von Arzt C decken sich teilweise mit denen von A und B, in einigen Punkten widerspricht er aber Arzt A. Das Produktmanagement sammelt diese Liste sich teilweise überlappender und teilweise sich widersprechender „Anforderungen" in einem „Lastenheft". Die Entwicklung, die mit diesem Dokument konfrontiert ist, entscheidet, was sie davon realisieren kann, ergänzt die Liste um Punkte, die sie für wesentlich hält, und nennt das Ergebnis dann das „Pflichtenheft", das dann kontrovers im Unternehmen diskutiert wird.

Reibereien zwischen Produktmanagement, Geschäftsführung und Entwicklung sind bei vielen Herstellern an der Tagesordnung. Dabei geraten regelmäßig die Kunden aus dem Fokus, die sich dann missverstanden oder sogar übergangen fühlen. Jede dieser Gruppen glaubt zu wissen, wie man es am besten hätte machen sollen – und tut dies vielleicht sogar.

Erst die erprobten Methoden des Usability und Requirements Engineerings erlauben Herstellern, streng systematisch, neutral und frei von Befindlichkeiten die tatsächlichen Nutzungsanforderungen der Benutzer unstrittig zu identifizieren und Lösungen zu spezifizieren.

Das dient der „Dissensfreiheit" über Benutzergruppen, über Stakeholder (indirekte Benutzer) und über die verschiedenen Organisationseinheiten der Hersteller hinweg. Auch dient es dazu, Ruhe in die Projekte zu bringen, emotionale Konflikte zu lösen und nicht zuletzt den Spaß an der Arbeit zu erhöhen.

Viele Hersteller glauben, das sei zu schön, um wahr zu sein. Diesen sei empfohlen, es einfach auszuprobieren. Ihnen hingegen ist die Relevanz des Themas Usability bereits bewusst. Die Tatsache, dass Sie dieses Buch lesen, ist Beweis genug.

2.2 Regulatorischer Rahmen

2.2.1 Europäische Verordnungen und nationale Gesetze

Im europäischen Rechtssystem formulieren die europäischen Medizinprodukte-Verordnungen Medical Device Regulation (MDR) und In-vitro Diagnostic Regulation (IVDR) die Anforderungen an die Gebrauchstauglichkeit von Medizinprodukten.

2.2.1.1 Medizinprodukte-Verordnung MDR (2017/745)

Das wesentliche Anliegen der Medizinprodukteverordnung besteht darin, die Risiken für Patienten, Anwender und Dritte zu minimieren und ein bestmögliches Nutzen-Risiko-Verhältnis zu erreichen.

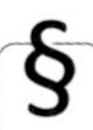

Gesetz

Medizinprodukte-Verordnung MDR Anhang I, Abschnitt 1 und 5

Die Produkte [...] sind sicher und wirksam und gefährden weder den klinischen Zustand und die Sicherheit der Patienten noch die Sicherheit und die Gesundheit der Anwender oder gegebenenfalls Dritter, wobei etwaige Risiken im Zusammenhang mit ihrer Anwendung gemessen am Nutzen für den Patienten vertretbar und mit einem hohen Maß an Gesundheitsschutz und Sicherheit vereinbar sein müssen. Beim Ausschluss oder bei der Verringerung der durch Anwendungsfehler bedingten Risiken müssen die Hersteller

- die Risiken aufgrund ergonomischer Merkmale des Produkts und der Umgebung, in der das Produkt verwendet werden soll, so weit wie möglich verringern (auf die Sicherheit des Patienten ausgerichtete Produktauslegung) sowie
- die technischen Kenntnisse, die Erfahrung, die Aus- und Weiterbildung, gegebenenfalls die Anwendungsumgebung sowie die gesundheitliche und körperliche Verfassung der vorgesehenen Anwender berücksichtigen (auf Laien, Fachleute, Behinderte oder sonstige ausgerichtete Produktauslegung).

Die MDR fordert somit, dass insbesondere die **Umgebungsbedingung** und die **Benutzer** (hier „Anwender“ genannt) mit Erfahrung, Aus- und Weiterbildung zu berücksichtigen seien. Die Umgebungsbedingungen und die Benutzer sind wesentliche Elemente des **Nutzungskontexts**.

Die Verordnung möchte damit der Tatsache Rechnung tragen, dass Risiken durch Medizinprodukte keine integrierte Eigenschaft von Medizinprodukten sind, sondern vom Nutzungskontext abhängen, weshalb dieser explizit zu beachten ist.

Zu den weiteren grundlegenden Sicherheits- und Leistungsanforderungen zählen:

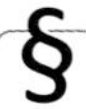

Vom **Anwender** zu bedienende Verbindungen, wie etwa die Übertragung von Flüssigkeit oder Gas oder elektrische oder mechanische Verbindungen, werden so ausgelegt und hergestellt, dass alle möglichen Risiken, wie etwa fehlerhafte Verbindungen, so gering wie möglich gehalten werden.

Mess-, Kontroll- oder Anzeigeeinrichtungen werden so ausgelegt und hergestellt, dass sie mit Blick auf die **Zweckbestimmung**, die vorgesehenen **Anwender** und die Umgebungsbedingungen, unter denen die Produkte verwendet werden sollen, ergonomischen Grundsätzen entsprechen.

Die **Gebrauchsanweisung** von Produkten, die gefährliche oder potenziell gefährliche Strahlung aussenden, enthält genaue Angaben zur Art der Strahlenemissionen, zu den Möglichkeiten des Strahlenschutzes für Patienten und **Anwender** und zu den Möglichkeiten, fehlerhaften Gebrauch zu vermeiden und installationsbedingte Risiken so weit wie möglich und angemessen zu verringern.

Produkte, die zur Überwachung eines oder mehrerer klinischer Parameter eines Patienten dienen, werden mit geeigneten Alarmsystemen ausgestattet, durch die der Anwender vor Situationen gewarnt wird, die den Tod oder eine erhebliche Verschlechterung des Gesundheitszustands des Patienten bewirken können.

Vom Anwender oder einer anderen Person zu bedienende Endeinrichtungen und Anschlüsse an Energiequellen für den Betrieb mit elektrischer, hydraulischer oder pneumatischer Energie oder mit Gas werden so ausgelegt und konstruiert, dass alle möglichen Risiken so weit wie möglich verringert werden.

Fehler bei der Montage oder erneuten Montage bestimmter Teile, die ein Risiko verursachen könnten, werden durch die Auslegung und Konstruktion dieser Teile unmöglich gemacht oder andernfalls durch Hinweise auf den Teilen selbst und/oder auf ihrem Gehäuse verhindert.

Die Funktion von Bedienungs- und Anzeigeeinrichtungen wird auf den Produkten deutlich angegeben. Sind die Anweisungen für die Anwendung des Produkts auf diesem selbst angebracht oder werden die Betriebs- oder Regelungsparameter visuell angezeigt, so müssen diese Angaben für den Anwender und ggf. den Patienten verständlich sein.

Produkte zur Anwendung durch Laien werden so ausgelegt und hergestellt, dass sie ihre Zweckbestimmung unter Berücksichtigung der Fertigkeiten und Möglichkeiten der Laien sowie der Auswirkungen der normalerweise zu erwartenden Schwankungen in der Verfahrensweise und der Umgebung der Laien erfüllen können. Die vom Hersteller beigefügten Angaben und Anweisungen sind für den Laien leicht verständlich und anwendbar.

Produkte zur Anwendung durch Laien werden so ausgelegt und hergestellt, dass

- gewährleistet ist, dass das Produkt vom vorgesehenen Anwender – erforderlichenfalls nach angemessener Schulung und/oder Aufklärung – in allen Bedienungsphasen sicher und fehlerfrei verwendet werden kann,
- so weit wie möglich und angemessen die durch unbeabsichtigtes Schneiden oder Stechen – etwa durch Injektionsnadeln – verursachten Risiken verringert werden und
- das Risiko einer falschen Handhabung des Produkts oder gegebenenfalls einer falschen Interpretation der Ergebnisse durch den vorgesehenen Anwender so gering wie möglich gehalten wird.

Produkte zur Anwendung durch Laien werden, soweit angemessen, mit einem Verfahren versehen, anhand dessen der Laie

- kontrollieren kann, ob das Produkt bei der Anwendung bestimmungsgemäß arbeiten wird, und
- gegebenenfalls gewarnt wird, wenn das Produkt kein gültiges Ergebnis erzielt hat.

Im Vergleich zur Medizinprodukte-Richtlinie (MDD, 93/42/EWG) haben sich die Anforderungen an die Gebrauchstauglichkeit vervielfacht. Das betrifft auch die Anforderungen an die Begleitmaterialien im Abschnitt 23 des Anhangs I.

2.2.1.2 In-vitro-Diagnostik-Verordnung IVDR (2017/746)

Die Anforderungen der IVDR bezüglich Gebrauchstauglichkeit sind denen der MDR fast buchstabenidentisch. Die IVDR unterscheidet allerdings keine professionellen und Laienanwender, sondern Anwender und Patienten.

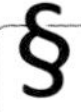

Gesetz

In-vitro-Diagnostik-Verordnung IVDR (2017/746)

Produkte zur Eigenanwendung oder für patientennahe Tests werden so ausgelegt und hergestellt, dass sie ihre Zweckbestimmung unter Berücksichtigung der Fertigkeiten und Möglichkeiten der vorgesehenen Anwender sowie der Auswirkungen der normalerweise zu erwartenden Schwankungen in der Verfahrensweise und der Umgebung der vorgesehenen Anwender bestimmungsgemäß erfüllen können. Die vom Hersteller beigefügten Angaben und Anweisungen sind für den vorgesehenen Anwender leicht verständlich und anwendbar, damit das Ergebnis korrekt interpretiert wird und irreführende Angaben vermieden werden. Bei patientennahen Tests ist in den vom Hersteller beigefügten Angaben und Anweisungen deutlich dargelegt, über welches Niveau an Ausbildung, Qualifikation und/oder Erfahrung der Anwender verfügen muss.

19.2. Produkte zur Eigenanwendung oder für patientennahe Tests werden so ausgelegt und hergestellt, dass

a) gewährleistet ist, dass das Produkt vom vorgesehenen Anwender – erforderlichenfalls nach angemessener Schulung und/oder Aufklärung – in allen Bedienungsphasen sicher und fehlerfrei verwendet werden kann, und

b) die Gefahr einer falschen Handhabung des Produkts und gegebenenfalls der Probe sowie einer falschen Interpretation der Ergebnisse durch den vorgesehenen Anwender so gering wie möglich gehalten wird.

19.3. Produkte zur Eigenanwendung oder für patientennahe Tests werden, soweit dies machbar ist, mit einem Verfahren versehen, anhand dessen der vorgesehene Anwender

a) kontrollieren kann, ob das Produkt bei der Anwendung bestimmungsgemäß arbeitet, und

b) gewarnt wird, wenn das Produkt kein gültiges Ergebnis erzielt hat.

Auch die IVDR verlangt von den Herstellern, die Benutzer (Anwender, Patienten) und deren Kenntnisse und Erfahrungen festzulegen und spezifisch dafür die Risiken aufgrund mangelnder Gebrauchstauglichkeit zu identifizieren und durch geeignete Maßnahmen zu beherrschen.

2.2.1.3 Anforderungen der EK-Med

Der Erfahrungsaustauschkreis der benannten Stellen EK-Med formulierte noch zu Zeiten der EU-Medizinprodukterichtlinien (MDD, AIMD, IVDD) weitere Anforderungen bzw. konkretisierte die gesetzlichen Anforderungen auch mit Bezug zur Gebrauchstauglichkeit. Insbesondere forderte er Anforderungen an die Qualifikation des Personals und stellte nochmals fest, dass die Verifizierung und Validierung der Gebrauchstauglichkeit als Teil der grundlegenden Anforderungen vor der klinischen Prüfung zu erfolgen haben.

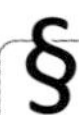

Gesetz

EK-Med, „Antworten und Beschlüsse" 3.5 A 2

Um die Anforderungen der EN 60601-1-6 in einer angemessenen Qualität umsetzen zu können, hat der Hersteller Personal mit fundierten Kenntnissen in der Gebrauchstauglichkeit einzusetzen; dies ist im Rahmen von QM-Audits entsprechend nachzuweisen [...].

Die sich aus der Norm EN 60601-1-6 ergebenden Aufgaben sind in den Entwicklungsprozess von Medizinprodukten in geeigneter Weise zu integrieren. Die nach EN 60601-1-6 geforderten Nachweise der Konformität mit den Anforderungen (Verifizierung und Validierung der Anforderungen) sind als Teil der grundlegenden Anforderungen der Richtlinie zu betrachten. Als solche sind diese vor Beginn von ggf. notwendigen klinischen Prüfungen zu erbringen.

Inzwischen wurde auch die harmonisierte Norm IEC 62366:2007 [4] veröffentlicht, die den in EN 60601-1-6 beschriebenen Prozess nunmehr für aktive und nichtaktive Medizinprodukte festlegt. Die obige Klarstellung gilt somit auch für diese Norm.

2.2.2 Normen IEC 62366-1 und IEC 60601-1-6

2.2.2.1 Anwendbarkeit und Ziele der Normen

Medizinproduktehersteller können (und sollten) harmonisierte Normen nutzen, um die Konformität ihrer Produkte mit den grundlegenden Anforderungen nachzuweisen, die in den oben genannten Richtlinien formuliert sind.

Im Kontext der Gebrauchstauglichkeit möchte[7] die EU weiterhin zwei Normen harmonisieren: die IEC 62366-1 (MDR und IVDR) und die IEC 60601-1-6 (MDR).

Die Normenfamilie IEC 60601 wendet sich speziell an Hersteller von medizinischen elektrischen Geräten, während die IEC 62366-1 für alle Medizinprodukte anwendbar ist.

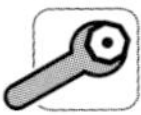

Beispiel 2.8

Ein **PDMS** ist ein Medizinprodukt, das unter die MDR fällt, aber kein medizinisch elektrisches Gerät ist. Folglich ist die IEC 62366-1 relevant.

Für ein **Beatmungsgerät**, das ein medizinisches elektrisches Gerät ist, gilt die MDR. Somit sind die IEC 62366-1 und die IEC 60601-1-6 anwendbar.

Eine **Spritze** ist kein elektrisches Gerät, sie fällt aber auch unter die MDR. Für die Spritze ist nur die IEC 62366-1 relevant.

Ein **Blutgasanalysegerät** fällt unter die IVDR. Es ist auch kein elektrisches medizinisches Gerät. Es ist ebenfalls nur die IEC 62366-1 relevant.

Ein **Herzschrittmacher** zählt zu den aktiven implantierbaren Medizingeräten und damit zu den medizinischen elektrischen MDR. Daher sind die IEC 62366-1 und die IEC 60601-1 relevant.

7 DURCHFÜHRUNGSBESCHLUSS DER KOMMISSION über einen Normungsauftrag an das Europäische Komitee für Normung und das Europäische Komitee für elektrotechnische Normung in Bezug auf Medizinprodukte zur Unterstützung der Verordnung (EU) 2017/745 des Europäischen Parlaments und des Rates und auf In-vitro-Diagnostika zur Unterstützung der Verordnung (EU) 2017/746 des Europäischen Parlaments und des Rates

Das Ziel beider Normen besteht darin, Risiken für Patienten, Anwender und Dritte im Kontext der Produktnutzung aufgrund mangelnder Gebrauchstauglichkeit zu minimieren. Die anderen in Kapitel 2.1.6 genannten Aspekte wie Markterfolg sind für die Normen unerheblich.

2.2.2.2 Die zwei Versionen der IEC 62366 (IEC 62366:2007 und IEC 62366-1:2015)

Zum Zeitpunkt der Drucklegung dieses Buches sind zwei Versionen der IEC 62366 erwähnenswert: die für die EU-Richtlinien harmonisierte IEC 62366:2007 und die für die EU-Verordnungen zur Harmonisierung vorgesehene IEC 62366-1:2015. Die Harmonisierung der 2015er Version bzw. deren überarbeiteter Version (Ammendment 1) ist für die EU-Richtlinien nicht mehr zu erwarten.

Die um das Ammendment ergänzte 2015er Ausgabe stellt den anerkannten Stand der Technik besser dar als die 2007er Version und ist außerdem deutlich konformer mit den Erwartungen der FDA.

Daher empfehlen wir Ihnen, immer die aktuelle Version zu verwenden. Sprechen Sie sich aber diesbezüglich mit Ihrer benannten Stelle bzw. Behörde ab.

2.2.2.3 Forderungen der Normen

Die Forderungen der Normen IEC 62366-1 und IEC 60601-1-6 sind sehr ähnlich. Beide fordern einen gebrauchstauglichkeitsorientierten Entwicklungsprozess, beide stellen Anforderungen an Schulungs- und Begleitmaterialien.

Tabelle 5 zeigt Ihnen, wie ähnlich Schritte sind, die beide Normen im Rahmen des gebrauchstauglichkeitsorientierten Entwicklungsprozesses fordern.

Tabelle 5: Schritte des gebrauchstauglichkeitsorientierten Entwicklungsprozesses nach IEC 62366 und IEC 60601-1-6

Aspekt	**IEC** 62366:2007	**IEC** 62366-1:2015	**IEC** 60601-1-6
Adaption des Prozesses an Produkt und Risiko	4.2 Anpassen des Aufwands für die gebrauchstauglichkeitsorientierte Entwicklung	Wie IEC 62366:2007	6.2.1 Allgemeines
Nutzungskontext, Zweckbestimmung	5.1 Spezifikation der Anwendung	Wie IEC 62366:2007	6.2.2.1 Spezifikation der Anwendung des ME-Geräts

Aspekt	**IEC** 62366:2007	**IEC** 62366-1:2015	**IEC** 60601-1-6
Gefährdungsanalyse	5.3 Analyse von Gefährdungen und Gefährdungssituationen	5.2 Charakteristiken der Benutzungsschnittstelle, die mit der Sicherheit und Benutzungsfehlern im Zusammenhang stehen 5.3 Analyse von Gefährdungen und Gefährdungssituationen 5.4 Beschreibung der gefährdungsbezogenen Benutzungsszenarien	
Hauptbedienfunktionen	5.2 Häufig benutzte Funktionen 5.4 Hauptbedienfunktionen	– (keine Anforderung, die Hauptbedienfunktionen zu dokumentieren)	6.2.2.2 Hauptbedienfunktionen
Spezifikation	5.5 Spezifikation der Gebrauchstauglichkeit	5.6 Spezifikation der Benutzungsschnittstelle	6.2.3 Spezifikation der Gebrauchstauglichkeit
Umsetzung	5.7 Gestaltung und technische Umsetzung der Benutzungsschnittstelle	5.8 Benutzungsschnittstelle entwerfen, implementieren und formativ evaluieren	
Prüfung/Bewertung	5.8 Verifizierung der Gebrauchstauglichkeit 5.6 Plan der summativen Evaluation für Gebrauchstauglichkeit 5.9 Validierung der Gebrauchstauglichkeit	5.5 Auswahl der gefährdungsbezogenen Szenarien für die summative Evaluation 5.7 Evaluationsplan für die Benutzungsschnittstelle 5.7.1 Allgemeines 5.7.2 Planung der formativen Evaluation	6.2.4 Verifizierung der Gebrauchstauglichkeit 6.2.5 Plan der summativen Evaluation für Gebrauchstauglichkeit 6.2.6 Validierung der Gebrauchstauglichkeit

Aspekt	IEC 62366:2007	IEC 62366-1:2015	IEC 60601-1-6
		5.7.3 Planung der summativen Evaluation 5.8 Benutzungsschnittstelle entwerfen, implementieren und formativ evaluieren 5.9 Summative Evaluation der Benutzungsschnittstelle	
Informationen zur Risikobeherrschung (z. B. Hinweise an Gerät oder in Begleitpapieren)	6 Begleitpapiere	6 Begleitpapiere	6.2.2.3 Informationen für die Sicherheit im Sinne einer Risikobeherrschung Im Gegensatz zur IEC 62366 müssen die Begleitpapiere „eine Zusammenfassung der Spezifikation der Anwendung des Medizinprodukts“ enthalten.
Sonstiges		5.10 Benutzungsschnittstellen unbekannter Herkunft	

Da die Aktivitäten, die die drei Normen fordern, sehr ähnlich sind, sind das auch die üblichen Prozessergebnisse insbesondere in Form von Dokumenten (Tabelle 6).

Die IEC 62366-1:2015 führt einige substanzielle Änderungen im Vergleich zur IEC 62366:2007 ein. Dieses Buch betrachtet die „alte“ IEC 62366 nicht mehr.

Tabelle 6: Übliche Prozessergebnisse, die im Lauf des gebrauchstauglichkeitsorientierten Entwicklungsprozesses entstehen

Aspekt	Übliche Prozessergebnisse	Weitere Hinweise
Adaption des Prozesses an Produkt und Risiko	Entwicklungsplan	
Nutzungskontext, Zweckbestimmung	Erweiterte Zweckbestimmung inklusive Beschreibung des Nutzungskontexts	Kapitel 3.2.3.2, Kapitel 3.2.3.3
Gefährdungsanalyse	Liste an Gefährdungen als Teil der Risikomanagementakte	
Hauptbedienfunktionen	Liste der häufig benutzten und sicherheitsbezogenen Funktionen	
Spezifikation	Liste häufiger Benutzungsszenarien Beschreibung von gefährdungsbezogenen Benutzungsszenarien Liste überprüfbarer Forderungen an das User Interface beispielsweise in Form von Gestaltungsregeln oder einer konkreten Spezifikation des User Interfaces z. B. in Form von Mock-up-Screens	Kapitel 3.3.2, Kapitel 3.3.3, Kapitel 4.3
Umsetzung	Konkretes Produkt, Konstruktionszeichnungen, Quellcode, ausführbare Dateien	Kapitel 3.4
Verifizierung	Verifizierungsbericht	Kapitel 3.4.4.2
Formative Evaluation	Plan und Ergebnisse der formativen Evaluationen Bericht zur formativen Evaluation	Kapitel 3.5

Aspekt	Übliche Prozessergebnisse	Weitere Hinweise
Summative Evaluation	Plan der summativen Evaluation Beschreibung der zu durchlaufenden Benutzungsszenarien mit zugehörigen Akzeptanzkriterien Charakterisierung der vorgesehenen Benutzergruppe und Nennung der Anzahl der Testteilnehmer Bericht der summativen Evaluation	Kapitel 3.6
Informationen zur Risikobeherrschung (z.B. Hinweise an Gerät oder in Begleitpapieren)	Begleitpapiere	

Link

Beachten Sie auch die Übersicht über die zu erzeugenden Dokumente im Kapitel „Zusammenfassung“ am Beginn des Buches.

Die Kapitel 5.3 und 5.5 geben Ihnen weitere Informationen dazu, wie Sie die verschiedenen Prozesse synchronisieren können.

Die IEC 62366-1 und die IEC 60601-1-6 stellen Forderungen an die Begleitpapiere und Trainingsmaterialien, beispielsweise an deren Inhalte und an die Überprüfung der „Wirksamkeit“ dieser Unterlagen.

Tipp

Konzentrieren Sie sich bei Zeitmangel einzig auf die Forderungen der IEC 62366-1, da diese, bis auf wenige Ausnahmen, die Forderungen der IEC 60601-1-6 vollständig umfasst.

2.2.3 Die Forderungen der FDA

Das Rechtssystem in den USA besteht aus mehreren Ebenen. Zuoberst sind die nationalen Gesetze, dann folgen die administrativen Gesetze und schließlich gibt es Empfehlungen. Der „*Food, Drug & Cosmetic Act*“ stellt für Medizinprodukte den gesetzlichen Rahmen dar. Die FDA erlässt die administrativen Gesetze, die das 21. Kapitel des „*Code of Federal Regulations*“ (21CFR) bilden. Die FDA verfasst darüber hinaus „Guidance Documents“ und erkennt bestehende Normen an, die sogenannten „Recognized Standards“:

- Guidance Document: Applying Human Factors and Usability Engineering to Optimize Medical Device Design
- Guidance Document: Total Product Life Cycle: Infusion Pump – Premarket Notification [510(k)] Submissions
- Guidance Document: FDA Guidance, Medical Device Use Safety: Incorporating Human Factors Engineering into Risk Management
- Recognized Standard: AAMI/ANSI HE75:2009, Human Factors Engineering – Design of Medical Devices
- Recognized Standards: IEC 62366-1, IEC 60601-1-6 (Ausgabe 3.1), IEC 60601-1-8

Die FDA prüft beispielsweise im Rahmen von Inspektionen/Audits, ob die Hersteller die Gebrauchstauglichkeit der Produkte ausreichend spezifiziert und geprüft haben. Die FDA spricht übrigens nicht von Usability, sondern von „Human Factors Engineering“ und „Use Safety“. Diese Inspektionen basieren auf den Quality System Regulations des 21CFR part 820.

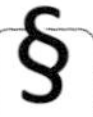

Gesetz

21CFR part 820.30(c) Design Inputs

Each manufacturer shall establish and maintain procedures to ensure that the design requirements relating to a device are appropriate and address the intended use of the device, including the needs of the user and patient.

21CFR part 820.30(g): Design Validation

Each manufacturer shall establish and maintain procedures for validating the device design. Design validation shall be performed under defined operating conditions on initial production units, lots, or batches, or their equivalents. Design validation shall ensure that devices conform to defined user needs and intended uses and shall include testing of production units under actual or simulated use conditions.

21CFR part 820.100(a)(1) Corrective and Preventive Action

Analyzing processes, work operations, concessions, quality audit reports, quality records, service records, complaints, returned product, and other sources of quality data to identify existing and potential causes of nonconforming product, or other quality problems.

Diese Forderungen sind relativ allgemein formuliert, sodass sich ein FDA-Auditor auf die Guidance-Dokumente, insbesondere auf das Dokument „*Applying Human Factors and Usability Engineering to Optimize Medical Device Design*“, stützen wird. Dieses Dokument benennt viel konkrete Anforderungen beispielsweise an die Anzahl der einzubeziehenden Anwender, an die anzuwendenden Methoden zur Verifizierung und Validierung der Gebrauchstauglichkeit und an die Strukturierung der Gebrauchstauglichkeitsakte, die die FDA den „HFE/UE Report“ (Human Factors Engineering, Usability Engineering) nennt (Tabelle 7).

Tabelle 7: Von der FDA vorgeschlagene Struktur der Gebrauchstauglichkeitsakte im Vergleich mit den Prozessergebnissen gemäß IEC 62366

Contents	**Entsprechendes Kapitel in der IEC 62366-1:2015**
1. Intended device users, uses, use environments, and training – Intended user population(s) and critical differences in capabilities between multiple user populations – Intended uses and operational contexts of use – Use environments and key considerations – Training intended for users and provided to test participants	5.1
2. Device User Interface – Graphical depiction (drawing or photograph) of device user interface – Verbal description of device user interface	5.6

Contents	Entsprechendes Kapitel in der IEC 62366-1:2015
3. Summary of known use problems – Known problems with previous models – Known problems with similar devices – Design modifications implemented in response to user difficulties	5.2, 5.3
4. User task selection, characterization and prioritization – Risk analysis methods – Use-related hazardous situation and risk summary – Critical tasks identified and included in HFE/UE validation tests	5.4, 5.5
5. Summary of formative evaluations – Evaluation methods – Key results and design modifications implemented – Key findings that informed the HFE/UE validation testing protocol	5,7,2, 5,8
6. Validation testing – Rationale for test type selected (i.e., simulated use or clinical evaluation) – Number and type of test participants and rationale for how they represent the intended user populations – Test goals, critical tasks and use scenarios studied – Technique for capturing unanticipated use errors – Definition of performance failures – Test results: Number of device uses, success and failure occurrences – Subjective assessment by test participants of any critical task failures and difficulties – Description and analysis of all task failures, implications for additional risk mitigation	5.7.3, 5.9
7. Conclusion	

Es fällt auf, dass im US-amerikanischen Rechtssystem zwar die „harten gesetzlichen Anforderungen“ mit Bezug zur Gebrauchstauglichkeit noch weniger (direkt) adressiert sind als in den europäischen Gesetzen bzw. EU-Richtlinien. Andererseits beschreiben die relevanten Guidance-Dokumente sehr ausführlich, wie sich die FDA eine gebrauchstauglichkeitsorientierte Entwicklung vorstellt, und stellen im Vergleich zur IEC 62366-1 teilweise präzisere Forderungen z. B. an die Anzahl der Anwender, die die Hersteller bei der Validierung der Gebrauchstauglichkeit einbeziehen müssen.

So verlangt die FDA bei Infusionspumpen 25 Testteilnehmer, bei Medizinprodukten, die von mehr als einer Benutzergruppe angewendet werden sollen, pro Gruppe 15 Testteilnehmer.

In den folgenden Kapiteln lernen Sie, eine Gebrauchstauglichkeitsakte zu erstellen, die sowohl den Anforderungen der IEC 62366-1 als auch der FDA gerecht wird.

3 „Regulatory Usability“ – die Mindestanforderungen erfüllen

3.1 Einleitung

Dieses Kapitel wendet sich an Medizinproduktehersteller, die mit Bezug zur Gebrauchstauglichkeit nur zwei Ziele erreichen wollen:

1) Normenkonformität ihres Produkts bzw. ihrer Dokumentation sicherstellen
2) Risiken am User Interface aufgrund mangelnder Gebrauchstauglichkeit minimieren

Produkte sind dann gebrauchstauglich, wenn die Benutzer ihre Benutzungsziele effektiv und effizient erreichen. Effizient ist dabei die „Abwesenheit von Ineffizienzen“[8]. Das Beachten der Interaktionsprinzipien führt dazu, Ineffizienzen an der Benutzungsschnittstelle zu vermeiden:

- Durch die **Robustheit gegen Benutzungsfehler** eines Produkts werden Benutzungsfehler vermieden.
- Durch die **Aufgabenangemessenheit** und die **Steuerbarkeit** werden überflüssige Schritte sowie lange und starre Wege an der Benutzungsschnittstelle vermieden.
- Die **Selbstbeschreibungsfähigkeit** wird es dem Benutzer ersparen, Informationen zu suchen und missverständliche Informationen zu interpretieren.
- Die **Erwartungskonformität** wird verhindern, aufwendig mit unerwartetem Verhalten des Produkts umgehen zu müssen.
- Die **Erlernbarkeit** des Produkts wird den Lernaufwand minimieren.

Dieses Kapitel setzt den Fokus auf die Robustheit gegen Benutzungsfehler, auf die die regulatorischen Mindestanforderungen abzielen. Wie Sie auch den anderen Interaktionsprinzipien gerecht werden, verrät Ihnen das nächste Kapitel.

8 Gemäß Wolfgang Dzida

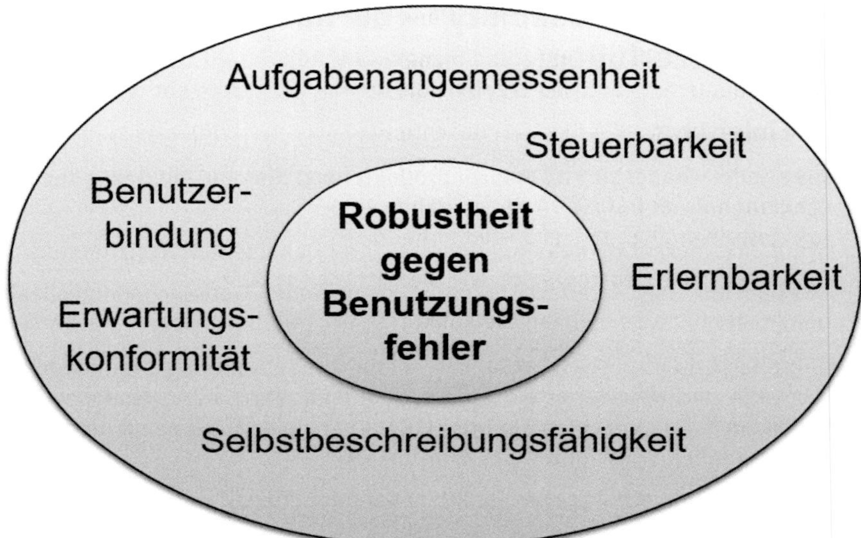

Bild 10: Der Schwerpunkt dieses Kapitels liegt auf der Robustheit gegen Benutzungsfehler. Es gilt, diese Benutzungsfehler und damit Risiken für Patienten und Anwender zu vermeiden.

Typischerweise fühlen sich Hersteller angesprochen, die ...

- die Gebrauchstauglichkeitsakte **retrospektiv**[9] (bitte lesen Sie die Fußnote!) erstellen müssen, weil das Produkt bereits entwickelt ist, die Dokumentation aber mit der Entwicklung nicht Schritt gehalten hat oder/und
- **keinen Handlungsbedarf** erkennen, die Gebrauchstauglichkeit ihres Produkts zu verbessern oder/und
- **keine Möglichkeit** sehen, die **Gebrauchstauglichkeit** ihres Produkts **zu verbessern**, beispielsweise aufgrund zeitlicher oder finanzieller Beschränkungen.

9 Um es ganz klar zu formulieren: Wer „nachträglich" eine Gebrauchstauglichkeitsakte anlegt, handelt weder im Sinn der Norm noch im Sinn der Gesetzgebung! Wir raten daher explizit davon ab! Mit diesem Kapitel möchten wir Sie aber auch dann unterstützen, wenn Sie bei der Entwicklung die einschlägigen Regularien (teilweise) ignoriert haben und Sie einen Weg zurück in Richtung Gesetzeskonformität suchen. Falls Ihr Produkt vor 2010 entwickelt wurde, lesen Sie Kapitel 5.4. Für Produkte mit einer „UOUP" sind die Anforderungen an die Dokumentation niedriger.

Unabhängig von jeder Form von Beschränkungen:

Hersteller müssen Risiken aufgrund mangelnder Gebrauchstauglichkeit erkennen und minimieren – und das Ergebnis dieser Analyse dokumentieren.

Die nun folgenden vier Teilkapitel beschreiben die vier Schritte, die Sie gehen sollten, um die oben genannten Ziele zu erreichen. Jedes dieser Teilkapitel ...

- beginnt mit der Definition derjenigen Begriffe, die Sie für das Verständnis des jeweiligen Kapitels unmittelbar benötigen,
- dann folgt eine Beschreibung, wie Sie vorgehen sollten,
- und schließlich bekommen Sie konkrete Hinweise dazu, wie Sie Ihr Vorgehen dokumentieren sollten.

3.2 Benutzungsspezifikation (Use Specification) erstellen

3.2.1 Begriffe

Begriff	Definition	Quelle
Benutzungsspezifikation (Use Specification)	Zusammenfassung der wichtigen Eigenschaften bezogen auf den Nutzungskontext des Medizinprodukts Die Use Specification muss enthalten: – vorgesehene medizinische Indikation – vorgesehene Patienten-Gruppen; – vorgesehenes Körperteil oder Gewebetyp, für die eine Anwendung oder Interaktion geplant ist; – vorgesehenes User Profile; – vorgesehene Nutzungsumgebung und – Funktionsprinzip.	IEC 62366-1:2015

Begriff	Definition	Quelle
Benutzer-Profil (User-Profile)	Zusammenfassung der mentalen, physischen und demografischen Eigenschaften einer vorgesehenen Benutzergruppe sowie jegliche besonderen Merkmale, wie z. B. berufsbedingte Fähigkeiten, Arbeitsplatzanforderungen und Arbeitsbedingungen, die Einfluss auf Design-Entscheidungen haben können	IEC 62366-1:2015
Nutzungsumgebung	tatsächliche Bedingungen und Einrichtungen, in denen Benutzer mit dem Medizinprodukt interagieren	IEC 62366-1:2015
Zweckbestimmung	Verwendung, für die ein Produkt, ein Verfahren oder eine Leistung gemäß den durch den Hersteller gelieferten Spezifikationen, Anweisungen und Angaben bestimmt ist.	DIN EN ISO 14971:2020

Die Zweckbestimmung hat bei Medizinprodukten meist einen Bezug zur Diagnose, Therapie, Linderung, Überwachung oder Vermeidung von Krankheiten, Behinderungen oder Verletzungen.

3.2.2 So sollten Sie vorgehen

3.2.2.1 Team zusammenstellen und Workshop vorbereiten

Stellen Sie ein Team aus Produktmanagern, Ärzten und Vertretern des Business Development zusammen. Laden Sie diese Personen zu einem Workshop ein.

Falls das Produkt bereits auf dem Markt ist oder kurz davorsteht, tragen Sie und die Teilnehmer des Workshops zu dessen Vorbereitung alle verfügbaren Informationen zusammen, die Rückschlüsse auf die Zweckbestimmung erlauben könnten, wie beispielsweise ...

- Gebrauchsanweisungen,
- Installations- und Serviceanweisungen,
- Marketingmaterialien wie Flyer, Poster und Broschüren,

- Webseite (z. B. online oder als Ausdruck),
- Verpackungen oder
- Information von vorhergehenden Produktversionen, ähnlichen Produkten aus einer Produktfamilie, vergleichbaren Produkten von Mitbewerbern.

Die Ärzte sollten ggf. relevante medizinische Fachliteratur beisteuern, die beispielsweise das physikalische Prinzip erläutern.

Tipp

Tipp 1: Eine retrospektive Dokumentation ist nicht gesetzeskonform

Bitte beachten Sie die Fußnote im Kapitel 3.2.1. Die rückwirkende Dokumentation ist weder konform mit der IEC 62366-1 noch der ISO 14971. Letztere verlangt die Zweckbestimmung als Teil des Risikomanagementprozesses.

Tipp 2: Achten Sie auf Konsistenz

Sind diese Informationen untereinander inkonsistent oder inkonsistent mit der Zweckbestimmung, kann das im Streitfall zu Ihrem Nachteil gereichen. Die FDA prüft öffentlich zugängliche Informationen wie Websites kontinuierlich und proaktiv.

3.2.2.2 Workshop durchführen und Zweckbestimmung formulieren

Orientieren Sie sich beim Workshop an folgender Agenda:

1) Stellen Sie zuerst fest, ob das Medizinprodukt der Diagnose oder/und Therapie oder/und der Überwachung dient.
2) Notieren Sie die vorgesehene medizinische Indikation und Krankheiten und/oder Verletzungen und/oder körperlichen Einschränkungen, die das Produkt diagnostizieren, therapieren, lindern oder überwachen soll.
3) Charakterisieren Sie die Patienten in Bezug auf Alter und Geschlecht sowie weitere Erkrankungen oder körperliche Einschränkungen, falls diese Parameter eine Auswirkung auf die Benutzung des Medizinprodukts haben.
4) Bilden Sie Benutzergruppen und beschreiben Sie jede dieser Gruppen durch folgende Angaben:
   a) Benutzergruppe (z. B. Intensivpflegekraft)
   b) Typische Bezeichnungen (z. B. Krankenpfleger auf der Intensivstation, Fachpflegekraft für Intensivpflege und Anästhesie)
   c) Typische Arbeitsaufgaben (z. B. Medikamentenverabreichung durchführen und dokumentieren)

   d) Vorausgesetzte Ausbildung (und ggf. erforderliche Berufserfahrung)
   e) Besondere Merkmale, die Einfluss auf die Produktgestaltung haben (z. B. Geschlecht, Altersgruppe, Sprache, körperliche Besonderheiten)
   f) Typische Nutzungsumgebung
      i) physisch (z. B. Geräuschpegel, Stressniveau, Temperatur, innen/außen, stationär/mobil, Helligkeit, räumliche Einschränkungen, weitere Produkte)
      ii) sozial (z. B. arbeitet immer im Zweierteam, hat eine Assistenz für Routineaufgaben)
   g) Andere Produkte oder „Ressourcen", die im Zusammenspiel mit dem Medizinprodukt genutzt werden (z. B. Medizinprodukt „Mobiles Röntgengerät "wird mit dem „anderen Medizinprodukt" „Kontrastmittelinjektor" genutzt)
   h) Vorgesehene Schulung (in Bezug auf das Medizinprodukt)
5) Prüfen Sie anhand der vorhandenen Informationen (s. o.) die obigen Punkte auf Vollständigkeit und die vorhandenen Informationen auf Konsistenz.
6) Schreiben Sie auf, insbesondere um Grenzfälle zu klären, wofür und durch wen das Produkt NICHT verwendet werden darf.
7) Erstellen Sie eine Liste an Gefährdungen, die sich daraus ergeben, dass Ihr Produkt sich nicht wie spezifiziert verhält oder es nicht wie vorgesehen verwendet wird. Diese vorläufige Gefährdungsanalyse („Preliminary Hazard Analysis" PHA) dient als Input für Ihre Risikoanalyse.

Tipp

Achten Sie darauf, wenn Sie Benutzergruppen bilden, dass mit steigender Anzahl an Gruppen der Aufwand für die summative Evaluation steigt, weil diese für jede Benutzergruppe durchgeführt werden muss. Wenn beispielsweise die „sterile OP-Schwester", die „unsterile OP-Schwester (Springer)" und die „technische Assistentin im OP" in Bezug auf das Medizinprodukt dieselben Aufgaben haben, dann fassen Sie diese auch unter einer Benutzergruppe „OP-Personal" zusammen.

3.2.3 So sollten Sie dokumentieren

3.2.3.1 Kapitelstruktur

Schreiben Sie ein etwa drei- bis maximal zehnseitiges Dokument. Dazu können Sie die folgende Kapitelstruktur nutzen:

- Kapitel 1: Metainformationen, Zweck und Adressanten des Dokuments
- Kapitel 2: Zusammenfassung (ca. zwei bis 10 Sätze)
- Kapitel 3: Medizinischer Zweck (siehe Punkte 1. und 2. des Workshops)
- Kapitel 4: Benutzer-Profile und Nutzungsumgebung (nutzen Sie dazu die im Folgenden gezeigte „Tabelle 8“)
- Kapitel 5: Charakterisierung der Patienten (siehe Punkt 3 des Workshops)
- Kapitel 6: Ausschlüsse (siehe Punkt 6 des Workshops. Diese Ausschlüsse sollten sich auch in der Gebrauchsanweisung wiederfinden.)

Formulieren Sie im Anschluss an den Workshop die Zweckbestimmung, wobei Sie sich an der in Kapitel 3.2.3 gezeigten Kapitelstruktur orientieren können.

3.2.3.2 Medizinische Indikation, Patientengruppen

Die medizinische Indikation beschreibt, welchen medizinischen Zweck das Produkt erzielen soll, also wie es welcher Diagnose, Therapie oder Überwachung dienen soll.

Beispiel 3.1

Bei einem Blutdruckmessgerät besteht die Zweckbestimmung nicht nur darin, den Blutdruck zu messen. Die Zweckbestimmung muss festlegen, ob diese Messung beispielsweise der Diagnose von Bluthochdruck dient oder der Wahl einer geeigneten Therapie (z. B. Medikament) oder „nur“ der Bestimmung des „Fitness-Levels“ von Sportlern.

Sie können die Patientenzielgruppe anhand folgender Eigenschaften (soweit relevant) charakterisieren:

- Alter
- Geschlecht
- Gewicht
- Erkrankung(en)
- Körperlicher Zustand
- Zu untersuchendes/behandelndes Körperteil bzw. Gewebetyp

Beachten Sie, dass bei manchen Medizinprodukten wie Fieberthermometern die Patienten gleichzeitig die zu behandelnden Personen als auch die Benutzer des Medizinprodukts sind.

3.2.3.3 Benutzer-Profile und Nutzungsumgebung(en)

Benutzer-Profile lassen sich am einfachsten durch eine Tabelle dokumentieren. Tabelle 8 zeigt ein Beispiel eines Benutzer-Profils für die Benutzergruppe „Intensivfachpfleger“.

3.2.4 Warum ist dadurch Konformität mit den regulatorischen Forderungen gegeben?

Die IEC 62366-1 fordert in Kapitel 5.1, eine „Benutzungsspezifikation“ zu erstellen. Diese muss genau die o. g. Punkte umfassen, nämlich ...

- die vorgesehene medizinische Indikation,
- die vorgesehene Patientengruppe,
- das Körperteil oder den Gewebetyp, für die das Gerät genutzt werden soll,
- die vorgesehenen Benutzer-Profile,
- die vorgesehene Nutzungsumgebung,
- das Funktionsprinzip.

Das Guidance Document der FDA „*Applying Human Factors and Usability Engineering to Optimize Medical Device Design*“ geht nicht explizit auf die Zweckbestimmung ein. Es verlangt aber in den Kapiteln 5.1 und 5.2 ebenso, dass man die Benutzer und die Benutzungsumgebung bei der Analyse der Risiken berücksichtigt, die sich durch mangelnde Gebrauchstauglichkeit ergeben.

Tabelle 8: Benutzer-Profile und Nutzungsumgebungen

Benutzer-Profil					**Nutzungsumgebung**		
Arbeitsaufgaben (ohne und mit* Gefährdungssituationen)	Physische und soziale Umgebungsbedingungen, die Einfluss auf die Produktgestaltung haben	Andere Produkte/Ressourcen, die typisch bei der Aufgabenerledigung verwendet werden	Vorausgesetzte Ausbildung (und ggf. erforderliche Berufserfahrung)	Zugrunde gelegte Schulung in Bezug auf das Medizinprodukt	Arbeitsaufgaben (ohne und mit* Gefährdungssituationen)	Physische und soziale Umgebungsbedingungen, die Einfluss auf die Produktgestaltung haben	Andere Produkte/Ressourcen, die typischerweise bei der Aufgabenerledigung verwendet werden
Intensivfachpfleger	Krankenpfleger auf der Intensivstation Fachpflegekraft für Intensivpflege und Anästhesie	Nicht immer Muttersprachler, spricht aber Sprache der Organisation zumindest auf Stufe B3	Dreijährige Berufsausbildung Zusatzausbildung zur Intensivfachpflegekraft	2 × 4 h Training durch Key User	– Einen Patienten administrativ aufnehmen – Medikamente verabreichen und dokumentieren* – Eine Labordiagnostik anfordern und systemseitig bereitstellen* – Messwerte von Medizingeräten überwachen und prüfen* – Einen Patienten verlegen*	– am Krankenbett in einer Normalstation – am Krankenbett in einer Intensivstation – im Stationszimmer – im Überwachungsraum, von dem mehrere nicht immer direkt einsehbare und teilweise akustisch entkoppelte Zimmer überwacht werden	– Beatmungsgerät – Überwachungsmonitor – Sekretabsaugung – Sauerstoffflasche – Halterung für Spritzenpumpen – Beatmungsbeutel – Zusätzliche Medikamente zur Sedierung und Kreislaufunterstützung

3.3 Gebrauchsbezogene Risikoanalyse

3.3.1 Begriffe

Tabelle 9: Begriffe der gebrauchsbezogenen Risikoanalyse

Begriff	Definition	Quelle
Merkmal der Benutzungsschnittstelle in Bezug auf Sicherheit	Vor der Anwendung einer Risikobeherrschungsmaßnahme: ein Merkmal einer Bedienfunktion, das die Sicherheit des Medizinprodukts beeinträchtigen kann. Beispiel: Medikamentenverschreibung (Bedienfunktion), die eine Liste von Medikamenten enthält, ohne Hinweis auf miteinander unverträgliche Medikamente Nach der Anwendung einer Risikobeherrschungsmaßnahme: ein Merkmal einer Hauptbedienfunktion, das die Beeinträchtigung der Sicherheit des Medizinprodukts auf ein annehmbares Risiko reduziert. Beispiel: Medikamentenverschreibung (jetzt Hauptbedienfunktion), die eine Liste von Medikamenten enthält, mit expliziter Anzeige miteinander unverträglicher Medikamente. Hinweis 1: Während das „Merkmal der Benutzungsschnittstelle in Bezug auf Sicherheit" zunächst eine Erkenntnis aus der Risikoanalyse ist, bei dem noch nicht (notwendigerweise) eine Risikobeherrschungsmaßnahme umgesetzt ist, ist sie nun die „Hauptbedienfunktion", deren Merkmale ein Ergebnis des Entwurfs- und Entwicklungsprozesses sind, bei dem bereits alle spezifizierten Risikobeherrschungsmaßnahmen umgesetzt wurden. Hinweis 2: Der Begriff „Merkmal der Benutzungsschnittstelle in Bezug auf Sicherheit" wird in IEC 62366-1:2015 im normativen Text verwendet, jedoch ohne eine Definition. Die Autoren des vorliegenden Buches halten eine Definition für notwendig, um den Begriff gegen „Hauptbedienfunktion" abzugrenzen.	Thomas Geis und Christian Johner

Begriff	Definition	Quelle
Bedienfunktion	Ein Steuerelement oder eine Information am Medizinprodukt, das/die erforderlich ist, um eine Kernaufgabe mit dem Medizinprodukt zu erledigen. Hinweis 1: Im Gegensatz zur „Hauptbedienfunktion“, die die „sichere Benutzung und die Effektivität“ ermöglicht, sind die Bedienfunktionen eine Obermenge, die sowohl „Effizienz“ als auch „Zufriedenstellung“ ermöglicht. Hinweis 2: Der Begriff „Bedienfunktion“ ist nicht in der IEC 62366-1:2015 definiert.	Thomas Geis und Christian Johner, abgeleitet aus der Definition „Benutzungsschnittstelle“ (DIN EN ISO 9241-110:2020) und „Hauptbedienfunktion“ (IEC 62366-1:2015)
Benutzungsfehler	Handlung oder Unterlassung einer Handlung eines Benutzers bei der Benutzung des Medizinprodukts, die zu einer anderen Reaktion als die, die vom Hersteller vorgesehen ist oder vom Benutzer erwartet wird, führt.	IEC 62366-1:2015
Benutzungsszenario (Use Scenario)	Bestimmte Abfolge von Ereignissen und Aufgaben, die von einem bestimmten Benutzer in einer bestimmten Umgebung ausgeführt werden.	IEC 62366-1:2015
Gefährdung	Potenzielle Schadensquelle	DIN EN ISO 14971:2013
Gefährdungsbezogenes Benutzungsszenario	Benutzungsszenario, das zu einer Gefährdungssituation oder zu einem Schaden führen kann. Anmerkung: Ein gefährdungsbezogenes Benutzungsszenario ist häufig mit einem möglichen Benutzungsfehler verbunden.	IEC 62366-1:2015
Gefährdungssituation	Umstände, unter denen Menschen, Güter oder die Umwelt einer oder mehreren Gefährdungen ausgesetzt sind.	DIN EN ISO 14971:2013
Hauptbedienfunktion	Fähigkeit der Benutzungsschnittstelle, die die sichere Benutzung und die Effektivität des Medizinprodukts ermöglicht. Hinweis: Die IEC 62366-1 fordert nicht mehr die Spezifikation aller Hauptbedienfunktionen, sondern das Identifizieren der Merkmale der Benutzungsschnittstelle in Bezug auf Sicherheit. Siehe hierzu die Ausführungen zu Beginn dieser Tabelle.	IEC 62366-1:2015

Begriff	Definition	Quelle
Kernaufgabe	Eine Aufgabe, die eine bestimmte Benutzergruppe in ihrem Nutzungskontext erledigt und deren Durchführung mit dem interaktiven System unterstützt werden soll. Hinweis: Kernaufgaben setzen sich typischerweise aus Teilaufgaben zusammen.	Adaptiert aus Leitfaden Usability der DAkkS, Version 1.3
Risiko	Kombination der Wahrscheinlichkeit des Auftretens eines Schadens und des Schweregrades dieses Schadens	ISO/IEC Guide 51:1999
Technische Anforderung (im Sinne der IEC 62366-1: 2015)	Eine prüfbare Vorgabe für die Benutzungsschnittstelle, die im Rahmen der Risikoanalyse festgelegt wurde als Anforderung an eine Maßnahme zur Risikobeherrschung. Technische Anforderungen (im Sinne der IEC 62366-1:2015) umfassen: – Systemanforderungen an Maßnahmen zur Eigen-Sicherheit durch Konstruktion – Nutzungsanforderungen an Schutzmaßnahmen – Nutzungsanforderungen an Sicherheitshinweise an der Benutzungsschnittstelle für den Benutzer – Gestaltungsregeln (wie z. B. einzuhaltende Schriftgrößen, einzuhaltende Kontrastverhältnisse, Regeln für den Einsatz/Nicht-Einsatz spezifischer User-Interface-Elemente) Hinweis: Der Begriff „Technische Anforderung“ wird in IEC 62366-1:2015 im normativen Text verwendet, jedoch ohne eine Definition. Die Autoren des vorliegenden Buches halten eine Definition für notwendig, um den Begriff gegen „Stakeholder-Anforderungen“, „Systemspezifikationen“ und „Systemanforderungen“ abzugrenzen.	Thomas Geis und Christian Johner
Teilaufgabe	Eine Aktivität des Benutzers (Handlung oder Entscheidung), die innerhalb einer Kernaufgabe erforderlich ist, um das angestrebte Arbeitsergebnis zu erzielen. Hinweis: Teilaufgaben beschreiben noch nicht Handlungen am System (Aktionen).	Adaptiert aus CPUX-F Curriculum des UXQB e. V., Version 3.15

Begriff	Definition	Quelle
	Beispiel für eine Teilaufgabe: Feststellen, für welche Patienten Medikamente nachbestellt werden müssen Beispiel für eine Aktion am System: Die Medikamenten-Bestandsliste öffnen	
UOUP User Interface of Unknown Provenance (Benutzungsschnittstelle unbekannter Herkunft BPSUH)	Benutzungsschnittstelle als Teil der Benutzungsschnittstelle eines Medizinprodukts, die bereits entwickelt wurde, ohne dass dafür entsprechende Aufzeichnungen des gebrauchstauglichkeitsorientierten Entwicklungsprozesses gemäß dieser Norm verfügbar sind.	IEC 62366-1:2015

3.3.2 Einführung

3.3.2.1 Aufgabenanalyse zum Identifizieren von Benutzungsfehlern

Bei der Benutzung von Produkten unterlaufen den Benutzern Fehler. Sie missverstehen Anzeigen, sie geben falsche Werte ein oder sie treffen eine falsche Auswahl. Auch das Unterlassen von Handlungen kann einen Benutzungsfehler darstellen.

Im Kontext der Gebrauchstauglichkeit untersucht man nicht die böswillig falsche Benutzung von Produkten. Man betrachtet nur den bestimmungsgemäßen Gebrauch. Dieser bestimmungsgemäße Gebrauch kann ohne Benutzungsfehler erfolgen (korrekter Gebrauch) oder mit Benutzungsfehlern (inkorrekter Gebrauch) (siehe Bild 11).

Den Benutzern unterlaufen Fehler bei der Erledigung von Aufgaben. Daher ist es notwendig, die Aufgaben zu kennen. In anderen Worten:

Um Benutzungsfehler mit einer ausreichenden Wahrscheinlichkeit identifizieren zu können, bedarf es einer systematischen Analyse aller Aufgaben, welche Benutzer im Rahmen ihrer Kernaufgaben am und mit dem Produkt erledigen.

Medizinproduktehersteller sind verpflichtet, diese Benutzungsfehler und die sich daraus ergebenden Gefährdungen, Gefährdungssituationen und Risiken zu identifizieren.

Damit die Hersteller wissen, welche Aufgaben bzw. welchen Teil der Aufgaben im „echten Leben“ die Benutzer am System erledigen, müssen sie die Benutzungsszenarien („Use Scenarios“) spezifizieren.

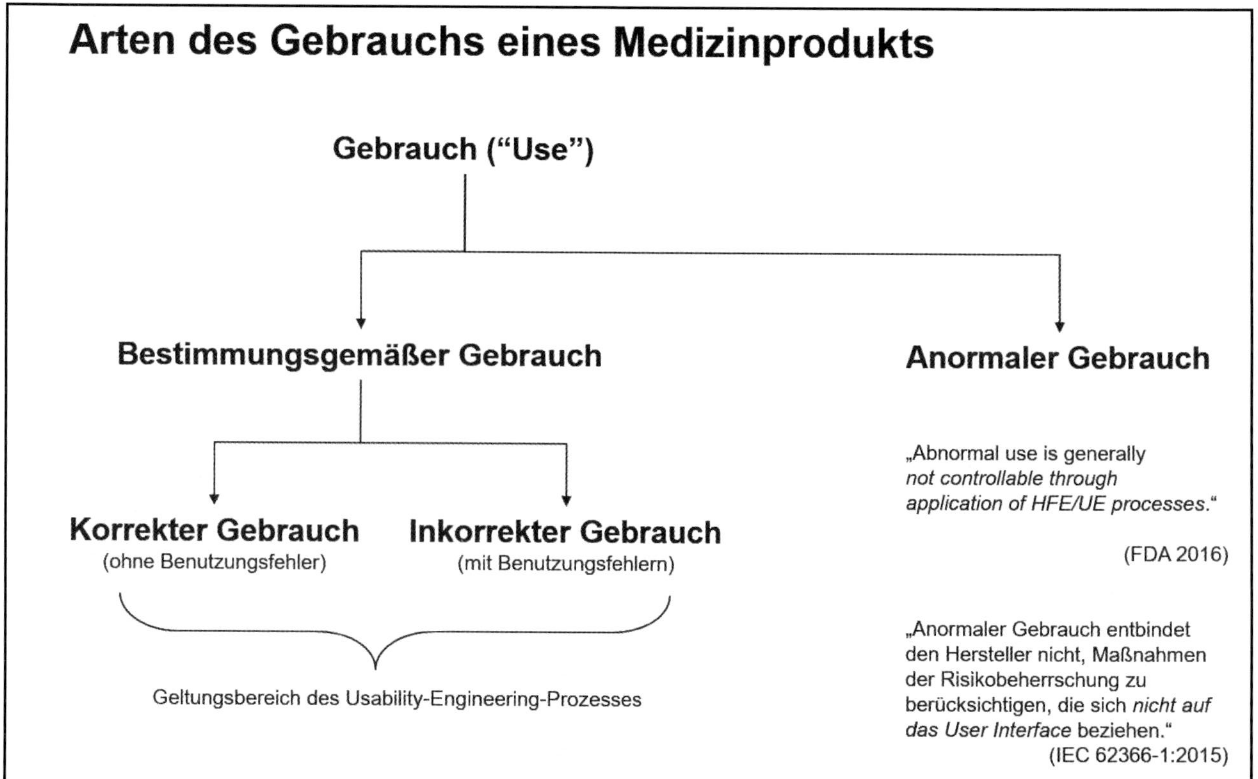

Bild 11: Der Anormale Gebrauch („abnormal use") ist nicht im Geltungsbereich der Usability-Normen. Diese geben „nur" Vorgaben, um Risiken durch den inkorrekten Gebrauch zu minimieren.

3.3.2.2 Benutzungsfehler als Folge von „Usability Defects“

Benutzungsfehler stehen typisch mit einem „Merkmal des User Interface in Bezug auf Sicherheit“ in Zusammenhang, bei dem noch keine Risikobeherrschungsmaßnahme ergriffen wurde.

Solche Merkmale werden im Usability Engineering klassischerweise als „Usability Defect“ bezeichnet (ISO/IEC 25066:2018 „Usability Evaluation Reports“).

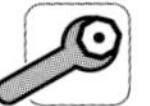

Beispiel 3.2

Ein Benutzer verschreibt zwei Medikamente, die kontraindiziert sind. Als Folge bekommt ein Patient falsche Medikamente und erleidet einen anaphylaktischen Schock.

Die Kernaufgabe ist die Verschreibung von Medikamenten. Die (Teil-) Aufgabe, bei der der Fehler unterläuft, ist die Auswahl des jeweiligen Medikaments für die Verschreibung. Der Usability Defect besteht in einem „Merkmal des User Interface in Bezug auf Sicherheit“, genauer gesagt in der Medikamentenliste auf dem Entwurf der Verschreibung. Diese gibt keinen Hinweis darauf, dass die Medikamente kontraindiziert sind.

3.3.3 So sollten Sie vorgehen

Als Leser dieses Kapitels haben Sie ein Medizinprodukt entweder bereits entwickelt oder weitgehend spezifiziert und wollen dafür eine Gebrauchstauglichkeitsakte erstellen, die die regulatorischen Anforderungen (gerade so) erfüllt. Andernfalls empfehlen wir Ihnen, Kapitel 4.3.2 zu lesen.

Auch wenn Sie es eilig haben, führt kein Weg daran vorbei, die (Kern-)Aufgaben zu beschreiben, die Benutzer mit Ihrem Medizinprodukt erledigen sollen, und die damit einhergehenden Gefährdungen und Risiken zu identifizieren. Dies zu tun, ist nicht nur gesetzlich gefordert, sondern auch die Voraussetzung dafür, risikominimierende Maßnahmen umzusetzen und die Gebrauchstauglichkeit des Produkts erfolgreich zu verifizieren und zu validieren.

Gehen Sie wie folgt vor:

3.3.3.1 Merkmale des User Interface in Bezug auf Sicherheit und mögliche Benutzungsfehler ermitteln

Stellen Sie ein Team aus Produktmanagern und Risikomanager(n) zusammen. Erstellen Sie eine Liste der **Kernaufgaben**, für die Ihr Medizinprodukt benutzt werden soll oder bereits benutzt wird.

Kernaufgaben sind die Aufgaben, die Menschen ausführen, um den mit ihrer (beruflichen) Rolle verknüpften Geschäftszweck zu erfüllen. Eine Rolle nimmt im Schnitt nicht mehr als 7 ± 2 Kernaufgaben wahr. Das Spezifizieren von Kernaufgaben und darin enthaltener Teilaufgaben im Team kann aufwendig werden und viel Zeit erfordern, um zum Konsens zu kommen. Dies hängt typischerweise damit zusammen, dass die empirische Wissensbasis über die Benutzer und ihren Nutzungskontext nicht im ausreichenden Maß erhoben und dokumentiert wurde.

Link

In Kapitel 4.3.2 lernen Sie, wie diese Wissensbasis (Nutzungskontext, Nutzungsanforderungen, Kernaufgaben und Teilaufgaben) unter Einbeziehung echter Benutzer zutreffend und vollständig hergeleitet wird.

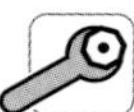

Beispiel 3.3

Beispiele für Kernaufgaben eines niedergelassenen Arztes für Allgemeinmedizin

- Einen Patienten aufgrund von genannten Symptomen untersuchen
- Eine Diagnose für einen Patienten aufgrund einer Laboranalyse stellen
- Einen Therapieplan für einen Patienten festlegen
- Medikamente für einen Patienten verordnen

Für jede dieser Kernaufgaben machen Sie nun eine „Aufgabenanalyse“.

Beschreiben Sie für jede dieser Kernaufgaben die Vor- und Nachbedingungen. Die **kontextuellen Vorbedingungen** sind die Voraussetzungen, die im Kontext vorliegen, um die Aufgabe zu beginnen. Eine oder mehrere dieser Vorbedingungen „triggern“ den Beginn der Aufgabe. Die **Nachbedingungen** beschreiben das angestrebte Arbeitsergebnis (Ziel) und sind die Kriterien, anhand derer man entscheiden kann, ob die Aufgabe erfolgreich bearbeitet wurde, d. h. dass der der Zweck, dem diese Aufgabe dient, erreicht ist.

Identifizieren Sie anschließend für jede Kernaufgabe die notwendigen **Teilaufgaben**. Eine solche Zerlegung einer Kernaufgabe in ihre Teilaufgaben wird auch als „Aufgabenanalyse“ bezeichnet. Das Ergebnis ist das „Aufgabenmodell“.

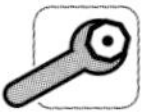

Beispiel 3.4

Die Kernaufgabe „Medikamente für einen Patienten verordnen“ hat Vorbedingungen und Nachbedingungen:

Kontextuelle Vorbedingung(en)

1) Der Arzt hat festgelegt, welche Medikamente der Patient erhalten soll.
2) Der Arzt hat festgelegt, welches Medikament zu welchem Zeitpunkt in welchem Umfang verabreicht/eingenommen werden muss.

Nachbedingung: Angestrebtes Arbeitsergebnis

3) Der Arzt hat dem Patienten das Rezept (bzw. die Rezepte bei mehr als drei Medikamenten) überreicht.
4) Der Arzt hat dem Patienten zu jedem Medikament erläutert, wie dieses eingenommen wird.

Diese Kernaufgabe besteht aus den folgenden Teilaufgaben:

1) Das jeweilige Medikament in der Liste verfügbarer Medikamente identifizieren
2) Das jeweilige Medikament dem Entwurf des Medikationsplans hinzufügen
3) Überprüfen, dass jedes festgelegte Medikament auf dem Entwurf des Medikationsplans in der vorgesehenen Darreichungsform und Dosis enthalten ist
4) Das/die Rezept(e) drucken
5) Das/die Rezept(e) unterschreiben
6) Das/die Rezept(e) dem Patienten übergeben und die Einnahme der Medikamente erläutern

Prüfen Sie die Teilaufgaben auf Vollständigkeit, indem Sie überlegen, ob die typischen Elemente einer Kernaufgabe enthalten sind:

Um möglichst keine Teilaufgabe zu übersehen, können Sie die folgenden grundsätzlichen „Etappen“ einer Kernaufgabe als Checkliste nutzen:

1) Die Kernaufgabe planen
2) Die Kernaufgabe vorbereiten
3) Die Kernaufgabe durchführen
4) Das Ergebnis der Kernaufgabe bewerten
5) Das Ergebnis weitergeben

Diese Checkliste ist eine Handlungshilfe, an die man sich nicht „sklavisch" halten muss, sondern die einfach hilft, strukturiert alle Teilaufgaben aufzufinden, die die Benutzer tatsächlich durchführen, um so ein vollständiges „Aufgabenmodell" zu erhalten.

Link

Kapitel 3.3.4 gibt Ihnen Hinweise, wie Sie Kernaufgaben, Teilaufgaben sowie Vor- und Nachbedingungen dokumentieren können.

Gehen Sie nun jede Teilaufgabe durch und identifizieren Sie, welche Benutzungsfehler auftreten können. Diese Benutzungsfehler bestehen darin, dass die Benutzer ...

- am System etwas Falsches oder fälschlicherweise nichts eingeben.
- am System etwas Falsches oder fälschlicherweise nichts auswählen (z. B. an einem Schalter, aus einer Liste, an einem Drehregler).
- am System etwas falsch ablesen, etwas falsch verstehen oder etwas nicht (richtig) erkennen.
- durch das System verursacht eine Handlung begehen, die zu einer Gefährdung für Patienten, Anwender und Dritte führen kann (z. B. ein falsches Medikament verschreiben).

Beispielsweise könnte eine Ärztin oder ein Arzt im obigen Beispiel beim Entwurf des Medikationsplans zwei Medikamente auswählen, die nicht gleichzeitig verabreicht werden dürfen, z. B. weil sie die Wirkung gegenseitig aufheben oder verstärken. Sie würde also eine falsche Auswahl vornehmen.

Notieren Sie den möglichen Benutzungsfehler und die zugehörige Bedienfunktion – das „Merkmal des User Interfaces in Bezug auf Sicherheit". In dem Beispiel war das die Medikationsliste auf dem Entwurf der Verschreibung.

3.3.3.2 Bekannte oder vorhersehbare Gefährdungen und Gefährdungssituationen ermitteln

Ergänzen Sie Ihr Team aus Produkt- und Risikomanagern um folgende Rollen:

- Benutzer (z. B. Pflegekräfte, Ärzte),
- Service-Techniker (sofern es bereits Erfahrungen mit dem Produkt gibt) und
- Trainer für dieses Produkt oder ähnliche Produkte.

Identifizieren Sie gemeinsam für jede Bedienfunktion, für die Sie mögliche Benutzungsfehler identifiziert haben, die **Gefährdungen bzw. Gefährdungssituationen**, die sich aus diesen Benutzungsfehlern ergeben.

Tipp

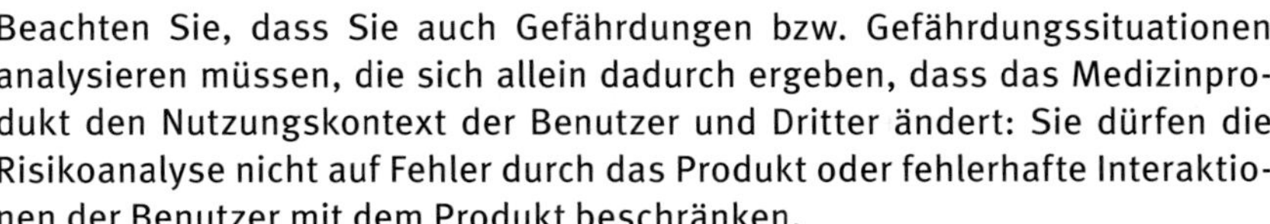

Beachten Sie, dass Sie auch Gefährdungen bzw. Gefährdungssituationen analysieren müssen, die sich allein dadurch ergeben, dass das Medizinprodukt den Nutzungskontext der Benutzer und Dritter ändert: Sie dürfen die Risikoanalyse nicht auf Fehler durch das Produkt oder fehlerhafte Interaktionen der Benutzer mit dem Produkt beschränken.

Falls eine Vorgängerversion Ihres Produkts bereits vermarktet wird, untersuchen Sie folgende Quellen, um die Vollständigkeit der bisher identifizierten Gefährdungen bzw. Gefährdungssituationen zu prüfen bzw. diese Liste zu ergänzen:

- Kundenrückmeldungen inklusive Anrufe bei der Hotline
- Gemeldete Fehler durch Kunden, Service-Techniker oder Dritte
- Änderungen an der Benutzungsschnittstelle. Welches Benutzungsproblem war Anlass?
- Eigene Beobachtungen und Gespräche
- Fehlerdatenbanken der Behörden, insbesondere die FDA MAUDE-Datenbank und die Meldungen des BfArMs (Bundesinstitut für Arzneimittel und Medizinprodukte) zu Risiken
- Informationen von ähnlichen Produkten, z. B. Vorgängerprodukte oder Produkte der Mitbewerber.

3.3.3.3 Gefährdungsbezogene Use Scenarios ermitteln und beschreiben

Erstellen Sie eine Liste an **Benutzungsszenarien** (**Use Scenarios**), für die Ihr Medizinprodukt vorgesehen ist oder die es bereits unterstützt. Idealerweise umfasst jedes Benutzungsszenario genau eine Kernaufgabe, die Ihr Produkt unterstützt.

Identifizieren Sie nun für jedes Benutzungsszenario, ob es Bedienfunktionen beinhaltet, bei denen ein Benutzungsfehler zu einer Gefährdung bzw. Gefährdungssituation führen kann. Diese nannten wir die „Merkmale des User Interface in Bezug auf Sicherheit“.

Ein Benutzungsszenario, das solche Bedienfunktionen enthält, gilt als „gefährdungsbezogenes Benutzungsszenario“.

Beschreiben Sie für jedes gefährdungsbezogene Benutzungsszenario die Aktionen der Benutzer und die Reaktionen der Benutzungsschnittstelle des Systems.

Ordnen Sie anschließend den Aktionen und Reaktionen

a) die vorhersehbaren und/oder bekannten „Benutzungsfehler" zu (Ergebnissen aus Kapitel 3.3.3.1), und

b) die daraus resultierenden Gefährdungen bzw. Gefährdungssituationen (Ergebnisse aus Kapitel 3.3.3.2).

Ermitteln Sie dann den möglichen Schaden für jede Gefährdungssituation und schätzen Sie dessen Schweregrad ab. Nutzen Sie dazu die Schweregradklassen aus Ihrer Risikomanagementakte.

3.3.3.4 Gefährdungsbezogene Use Scenarios für die summative Evaluation auswählen

Wählen Sie grundsätzlich alle gefährdungsbezogenen Benutzungsszenarien für die summative Evaluation aus, es sei denn, alle vorhersehbaren bzw. möglichen Schäden innerhalb eines Benutzungsszenarios sind bereits durch integrierte Sicherheit am User Interface so mitigiert, dass sie gar nicht mehr eintreten können.

3.3.3.5 Risikobeherrschungsmaßnahmen ermitteln

Nun geht es darum, durch geeignete Maßnahmen die Risiken zu beherrschen. Bestimmen Sie dazu die „prüfbaren Anforderungen für die Teile des User Interfaces, die im Zusammenhang mit den ausgewählten Maßnahmen zur Risikobeherrschung stehen".

Diese Anforderungen sind vom Typ Nutzung- oder Systemanforderungen.

Beschreiben Sie bei den **Nutzungsanforderungen**, was der Benutzer am System erkennen können, auswählen können oder eingeben können muss, damit die Auftretenswahrscheinlichkeit des Benutzungsfehlers so weit wie möglich reduziert wird.

Link

Im Kapitel 4.3.2.2 lernen Sie, wie Sie systematisch Nutzungsanforderungen aus dem Nutzungskontext der Benutzer und den dort enthaltenen Erfordernissen (User Needs) herleiten.

Beschreiben Sie bei den **Systemanforderungen**, wie das System bei Benutzungsfehlern reagieren muss, damit diese vom Benutzer zwangsläufig erkannt werden, bevor sie eine Gefährdungssituation verursachen.

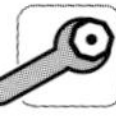

Beispiel 3.5

Beim Beispiel des Medikationssystems gibt es zwei Nutzungsanforderungen:

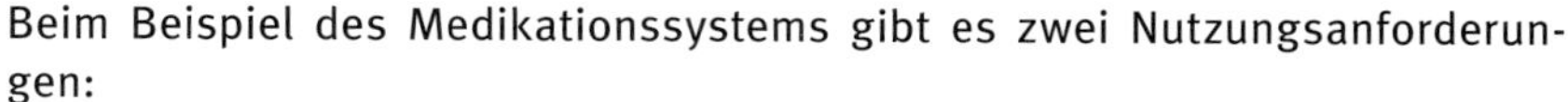

- Der Benutzer muss am System erkennen können, dass er ein inkompatibles Medikament zum Medikamentenplan hinzufügt.
- Der Benutzer muss am System erkennen können, welche Medikamente inkompatibel zueinander sind.

Es gibt auch eine Systemanforderung:

- Das System muss sicherstellen, dass Rezepte mit inkompatiblen Medikamenten nicht ausgedruckt werden können ohne ausdrückliche textuelle Begründung des Ausdrucks trotz inkompatibler Medikamente durch den Arzt.

Aus diesen Nutzungs- und Systemanforderungen leitet der Usability Engineer zusammen mit dem Risikomanager konkrete Maßnahmen zur Risikobeherrschung am User Interface ab.

Beispiel 3.6

Das Beispiel des Medikationssystems fortführend ergeben sich diese „Maßnahmen der Risikobeherrschung“ in Bezug auf das Design des User Interface:

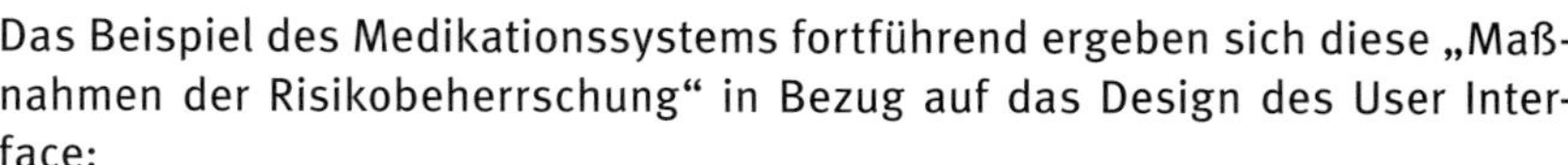

- Zu bestätigende Warnmeldung, dass Medikamentenliste zwei inkompatible Medikamente enthält.
- Visuell eindeutige Hervorhebung der inkompatiblen Medikamente auf der Medikamentenliste.
- Vor Ausdruck zwingende Texteingabe durch den Arzt, die die gleichzeitige Verordnung von inkompatiblen Medikamenten begründet.

Bei der Auswahl der Maßnahmen halten der Usability Engineer und der Risikomanager folgende Reihenfolge ein:

- Welche (oder wird eine) Maßnahme zur Erreichung von Eigensicherheit durch Konstruktion wird benötigt? und/oder

- Welche Schutzmaßnahme an der Benutzungsschnittstelle wird benötigt? und/oder
- Welche Sicherheitshinweise in Form von Statusinformationen oder Instruktionen werden benötigt?

Die Begleitdokumentation betrachtet die IEC 62366-1 als Bestandteil des User Interfaces. Zu den technischen Anforderungen gehören auch konkrete Gestaltungsregeln wie Farben, Zeichengrößen und Anordnung von User-Interface-Elementen.

Klären Sie daher jetzt für jeden Benutzungsfehler und jede daraus resultierende Gefährdungssituation, ...

- ob und falls ja, welche Schulungsmaßnahmen erforderlich sind.
- ob und falls ja, welche Informationen in welchen Begleitpapieren erforderlich sind.

Hinweis

Ob der Hersteller risikominimierende Maßnahmen festlegen muss, hängt weniger von der Auftretenswahrscheinlichkeit eines möglichen Schadens ab. ISO 14971 verpflichtet die Hersteller, den Schaden bestmöglich zu minimieren. D.h. solange eine zusätzliche Maßnahme die Risiken weiter minimiert und nicht neue Risiken verursacht, sollte sie umgesetzt werden.

Auch die FDA betrachtet weniger die Auftretenswahrscheinlichkeit, sondern mehr den Schweregrad möglicher Schäden. Hersteller müssen sowohl in den USA als auch in Europa die Nutzer in den Begleitmaterialien über alle Restrisiken informieren.

3.3.4 So sollten Sie dokumentieren

3.3.4.1 Dokumentenstruktur

Legen Sie ein Dokument mit dem Titel „Gebrauchsbezogene Risikoanalyse" an. Sie können für dieses Dokument folgende Kapitelstruktur nutzen:

- Kapitel 1: Metainformationen, Zweck und Adressaten des Dokuments, Referenzen auf weitere Dokumente (hier insbesondere auf die Verfahrensanweisung, auf die Zweckbestimmung und auf die Risikomanagementakte)

- Kapitel 2: Gefährdungsbezogene Benutzungsszenarien, technische Anforderungen und Maßnahmen der Risikobeherrschung für das Design des User Interfaces
- Kapitel 3: Einzuhaltende Gestaltungsregeln

3.3.4.2 Kapitel 2: Gefährdungsbezogene Benutzungsszenarien, technische Anforderungen und Maßnahmen der Risikobeherrschung für das Design des User Interfaces

Erstellen Sie für jede Kernaufgabe eine Tabelle mit den Spalten wie in Tabelle 10 gezeigt.

Ergänzen Sie für jede Teilaufgabe, die Sie in Kapitel 3.3.3.1 identifiziert haben, eine Zeile und tragen Sie die jeweilige Teilaufgabe in die erste Spalte ein.

Fügen Sie dann die Spalte „Nutzungsanforderungen“ ein. Diese Nutzungsanforderungen entsprechen den „prüfbaren technischen Anforderungen, die für das User Interface relevant sind“ gemäß IEC 62366-1.

Gehen Sie nun das zugehörige Use Scenario durch und ergänzen Sie die zweite und dritte Spalte mit den Aktionen der Benutzer und den Reaktionen des Systems am User Interface.

Übernehmen Sie dann die in Kapitel 3.3.3.1 identifizierten möglichen Benutzungsfehler in die Spalte 5 und die Merkmale in die Spalte 6.

In Spalte 7 beschreiben Sie die Ursache („Root Cause“) für den Benutzungsfehler. Diese Ursachen sind häufig Informationsdefizite beim Benutzer bzw. Wahrnehmungsfehler am User Interface (eine Information wird nicht wahrgenommen) oder Erkenntnisfehler am User Interface (eine wahrgenommene Information wird fehlinterpretiert).

In der Spalte 8 ergänzen Sie die in Kapitel 3.3.3.2 identifizierten Gefährdungen bzw. Gefährdungssituationen. In die Spalte 9 tragen Sie die jeweiligen Schäden und Schweregrade ein.

Abhängig von dem Schweregrad des möglichen Schadens entscheiden Sie, ob es zusätzliche Anforderungen an das User Interface sowie eine Risikobeherrschungsmaßnahme am User Interface gibt. Die zusätzlichen Anforderungen entsprechen den „Anforderungen für solche Teile des User Interfaces, die im Zusammenhang mit den ausgewählten Maßnahmen zur Risikobeherrschung stehen“. Diese Daten aus Kapitel 3.3.3.5 tragen Sie in die beiden letzten Spalten ein.

In diesen Spalten steht auch, ob eine Maßnahme zur Risikobeherrschung in Form einer Begleitdokumentation (z. B. innerhalb der Gebrauchsanweisung) oder eines spezifischen Trainings für das Medizinprodukt notwendig ist.

Tabelle 10: Gefährdungsbezogenes Benutzungsszenario für die Kernaufgabe „Medikamente für einen Patienten verordnen“

Teilaufgaben	Benutzungsszena				
	Benutzungsszenario (korrekter Gebrauch)				
	Aktionen (Benutzer)	Reaktionen (User Interface)	Nutzungsanforderungen (NA) (korrekter Gebrauch)	Benutzungsfehler	Merkmal des User Interface in Bezug auf Sicherheit (betroffene Bedienfunktion)
Das jeweilige Medikament in der Liste verfügbarer Medikamente identifizieren.	Teile der Bezeichnung des jeweiligen Medikaments eingeben.	Zum Eingabetext passende Medikamente werden angezeigt.	NA1: Der Benutzer muss die Bezeichnung jedes verfügbaren Medikaments am System erkennen können.	–/–	–/–
	Das gesuchte Medikament auswählen.	Ausgewähltes Medikament wird angezeigt mit Detailinformationen.	NA2: Der Benutzer muss am System zu jedem Medikament die Informationen des Beipackzettels lesen können.	–/–	–/–
Das jeweilige Medikament dem Entwurf des Medikationsplans hinzufügen	Das ausgewählte Medikament der Liste der Medikamente für das Rezept hinzufügen	Medikamentenliste für das Rezept mit allen bisher hinzugefügten Medikamenten	NA3: Der Benutzer muss am System erkennen können, welche Medikamente er für das Rezept ausgewählt hat	Der Benutzer fügt ein Medikament hinzu, das mit einem anderen Medikament auf der Medikamentenliste für das Rezept inkompatibel ist.	Medikamentenliste

efährdungsbezogen)					
Benutzungsszenario (korrekter Gebrauch)					
Ursache (häufig Wahrnehmungsfehler oder Erkenntnisfehler)	**Gefährdungssituation**	**Schaden und Schweregrad**	**Maßnahme notwendig?**	**(Zusätzliche) Nutzungs- und Systemanforderungen in Bezug auf Sicherheit**	**Risikobeherrschungsmaßnahmen am User Interface (zur Mitigation der verursachten Risiken durch die Merkmale des User Interfaces in Bezug auf Sicherheit)**
–/–	–/–	–/–	–/–	–/–	–/–
–/–	–/–	–/–	–/–	–/–	–/–
Der Benutzer weiß nicht, dass zwei der Medikamente auf dem Entwurf des Rezepts inkompatibel sind.	Der Patient nimmt inkompatible Medikamente ein.	Vergiftung des Patienten mit bleibendem Organschaden (Schwere „Kritisch“).	Ja.	NA4: Der Benutzer muss am System erkennen können, dass er ein inkompatibles Medikament zum Medikamentenplan hinzufügt. NA5: Der Benutzer muss am System erkennen können, welche Medikamente inkompatibel zueinander sind. SA1: Das System muss sicherstellen, dass Rezepte mit inkompatiblen Medikamenten nicht ausgedruckt werden können ohne ausdrückliche Bestätigung des Ausdrucks trotz inkompatibler Medikamente durch den Arzt.	Warnmeldung, dass Medikamentenliste zwei inkompatible Medikamente enthält. Visuell eindeutige Hervorhebung der inkompatiblen Medikamente auf der Medikamentenliste. Vor Ausdruck zwingende Texteingabe durch den Arzt, die die gleichzeitige Verordnung von inkompatiblen Medikamenten begründet.

Teilaufgaben	**Benutzungsszena**				
	Benutzungsszenario (korrekter Gebrauch)				
	Aktionen (Benutzer)	**Reaktionen (User Interface)**	**Nutzungsanforderungen (NA) (korrekter Gebrauch)**	**Benutzungsfehler**	**Merkmal des User Interface in Bezug auf Sicherheit (betroffene Bedienfunktion)**
Überprüfen, dass jedes festgelegte Medikament auf dem Entwurf des Medikationsplans in der vorgesehenen Darreichungsform und Dosis enthalten ist.	–/–	Siehe oben	Siehe NA3	–/–	–/–
Das/die Rezepte drucken.	„Rezept(e) drucken“ auswählen.	Statusinformation über den laufenden Ausdruck.	–/–	–/–	–/–
Das/die Rezepte unterschreiben.	–/–	–/–	–/–	–/–	–/–
Das/die Rezept(e) dem Patienten übergeben.	–/–	–/–	–/–	–/–	–/–

efährdungsbezogen)					
Benutzungsszenario (korrekter Gebrauch)					
Ursache (häufig Wahrnehmungsfehler oder Erkenntnisfehler)	Gefährdungssituation	Schaden und Schweregrad	Maßnahme notwendig?	(Zusätzliche) Nutzungs- und Systemanforderungen in Bezug auf Sicherheit	Risikobeherrschungsmaßnahmen am User Interface (zur Mitigation der verursachten Risiken durch die Merkmale des User Interfaces in Bezug auf Sicherheit)
–/–	–/–	–/–	–/–	–/–	–/–
–/–	–/–	–/–	-/-	–/–	–/–
–/–	–/–	–/–	–/–	–/–	–/–
–/–	–/–	–/–	–/–	–/–	–/–

3.3.5 Warum ist dadurch Konformität mit den regulatorischen Forderungen gegeben?

Forderung IEC 62366-1:2015	Vorgeschlagenes Vorgehen
5.2: Ermitteln von Merkmalen des User Interface in Bezug auf Sicherheit und mögliche Use Errors	Die Tabelle 10 in Kapitel 3.3.4.2 enthält diese Merkmale in Spalte 6.
5.3: Ermittlung bekannter und vorhersehbarer Gefährdungen und Gefährdungssituationen	Die Tabelle 10 in Kapitel 3.3.4.2 enthält diese Gefährdungssituationen in Spalte 8.
5.4: Ermitteln und Beschreiben gefährdungsbezogener Benutzungsszenarien	Die Tabelle 10 beschreibt beispielhaft ein gefährdungsbezogenes Benutzungsszenario für eine Kernaufgabe, die vom Medizinprodukt unterstützt wird. Soweit diese Tabelle für jede vom Medizinprodukt unterstützte Kernaufgabe bestimmt und beschrieben wurde, sind alle gefährdungsbezogenen Benutzungsszenarien bestimmt und beschrieben.
5.5: Auswählen der gefährdungsbezogenen Benutzungsszenarien für die summative Evaluation	Vorschlag: Alle gefährdungsbezogenen Benutzungsszenarien werden bewertet außer denjenigen, bei denen integrierte Sicherheit am User Interface hergestellt wurde.

Die FDA fordert in Kapitel 5.3 („Device User Interfaces“) ihres Guidance Documents, Benutzungsschnittstellen so zu gestalten, dass Gefährdungen durch mangelnde Gebrauchstauglichkeit minimiert werden. Einen konkreten Vorschlag, wie das zu geschehen hat, unterbreitet sie aber nicht.

Im sechsten Kapitel ihres Guidance Documents hingegen gibt sie Hilfestellungen, wie Gefährdungen bzw. Risiken durch mangelnde Gebrauchstauglichkeit zu analysieren seien: In Kapitel 6.1 erwähnt sie, dass bereits bekannte Probleme analysiert werden müssten. Als Quellen empfiehlt sie ebenfalls ...

- Kundenbeschwerden,
- Wissen von Trainern und Verkäufern,
- Fehler-Datenbanken und Recalls beispielsweise der eigenen Behörde.

Die oben beschriebene Vorgehensweise berücksichtigt diese Forderungen.

In Kapitel 6.2 schlägt die FDA weitere Verfahren vor, um Gefährdungen zu identifizieren:

- Befragungen
- Interviews und Fokusgruppen
- Aufgabenanalysen
- Heuristische Evaluation
- Experten-Reviews

Die letzten beiden Punkte werden wir im nächsten Teilkapitel berücksichtigen. Die Aufgabenanalyse war der zentrale Bestandteil der oben beschriebenen Vorgehensweise. Die Befragungen hingegen waren keine Elemente. Auf sie geht Kapitel 4.3.2 noch näher ein.

3.4 User Interface Spezifikation und Verifizierung der Umsetzung

3.4.1 Begriffe

Begriff	Definition	Quelle
Inspektion	Eine Inspektion ist ein Prüfverfahren, bei dem ein Inspektor (bei Benutzungsschnittstellen idealerweise ein Usability Engineer) ein Produkt gegen Anforderungen oder Spezifikationen prüft, ohne dabei Benutzer zu involvieren. Diese Anforderungen oder Spezifikationen können aufgabenspezifisch sein als auch allgemeingültig wie beispielsweise die der Normenfamilie ISO 9241. Hinweis: Ein Usability Engineer kann nicht nur „formal“ Abweichungen des Produkts von spezifizierten Anforderungen erkennen, sondern auch Nutzungsprobleme durch ungünstige Umsetzung (der Anforderung) oder ungünstige Gestaltung insgesamt antizipieren. Inspektionen, bei denen der Inspektor selbst alle Teilaufgaben am Medizinprodukt durchläuft und dabei überprüft, ob spezifizierte Anforderungen innerhalb jeder Teilaufgabe umgesetzt sind, nennt man „Cognitive Walk-	Adaptiert aus Curriculum CPUX-F des UXQB e. V., Version 3.15

Begriff	Definition	Quelle
	through". Es ist grundsätzlich möglich, einen „Cognitive Walkthrough" auch durch Benutzer unter Anleitung des Inspektors durchführen zu lassen. Jedoch empfiehlt sich dies nicht. Hier ist ein „Usability-Test" mit spezifizierten Testaufgaben methodisch angemessen. Inspektionen, bei denen der Inspektor die Einhaltung von allgemeinen Gestaltungsregeln überprüft, nennt man „heuristische Evaluation".	
Verifizierung	Verifizierung ist definiert als die Bestätigung durch einen objektiven Nachweis, dass Anforderungen erfüllt werden (ISO 9000:2005). Die Verifizierung der Gebrauchstauglichkeit entspricht daher der Bestätigung, dass alle Merkmale in Bezug auf Sicherheit vorhanden sind, alle einzuhaltenden Gestaltungsregeln umgesetzt wurden und für alle Nutzungsanforderungen korrespondierende Produktmerkmale verfügbar sind. Anmerkung: Die Verifikation der Gebrauchstauglichkeit liefert noch nicht den Nachweis, ob zu den Nutzungsanforderungen korrespondierende Produktmerkmale aus Benutzersicht angemessen sind. Dies wird erst bei der Validierung der Gebrauchstauglichkeit nachgewiesen. Eine Methode zur Verifizierung der Gebrauchstauglichkeit ist die Inspektion.	DIN EN ISO 9000:2005
Verifizierung der Gebrauchstauglichkeit	vgl. „Verifizierung"	

3.4.2 Einführung

Laut IEC 62366-1 muss die User-Interface-Spezifikation Folgendes enthalten:

- prüfbare technische Anforderungen, die für das User Interface relevant sind, einschließlich der
- Anforderungen für solche Teile des User Interfaces, die im Zusammenhang mit den ausgewählten Maßnahmen zur Risikobeherrschung stehen;

- eine Angabe, ob Begleitdokumentation erforderlich ist;
- eine Angabe, ob medizinproduktspezifisches Training erforderlich ist.

Die prüfbaren technischen Anforderungen lassen sich in folgende Klassen unterteilen:

- **Nutzungsanforderungen bei korrektem Gebrauch:**[10] Diese finden sich bereits in der vierten Spalte der Tabelle 10.
- **Nutzungs- und Systemanforderungen bei inkorrektem Gebrauch**: Auch diese Anforderungen finden sich in Tabelle 10 in den beiden letzten Spalten. Wenn die Maßnahmen inhärente Sicherheit aus Sicht der Nutzung gewährleisten, sind die Anforderungen vom Typ Systemanforderungen. Begleitdokumentationen und spezifische Trainings sind ebenfalls risikominimierende Maßnahmen.
- **Gestaltungsregeln**: Der TR IEC 62366-2 nennt diese „User Interface Requirements“. Typischerweise spezifiziert diese ein separates Dokument („Gestaltungsrichtlinie“, „Style Guide“), das sogar projektübergreifend angewendet wird. Auch dieses Dokument wurde bereits eingeführt (Kapitel 2.1.4).

Hersteller, die den Vorgaben des Kapitels dieses Buches gefolgt sind, erfüllen bereits die Anforderung der IEC 62366-1 im Kapitel 5.6 an die „prüfbaren technischen Anforderungen, die für das User Interface relevant sind“.

Üblicherweise spezifizieren die Hersteller das User Interface jedoch noch genauer.

3.4.3 So sollten Sie vorgehen

3.4.3.1 User-Interface-Spezifikation erstellen

Wie bereits im vorhergehenden Kapitel erläutert, muss die User-Interface-Spezifikation gemäß IEC 62366-1 Folgendes enthalten:

- prüfbare technische Anforderungen, die für das User Interface relevant sind, einschließlich der
- Anforderungen für solche Teile des User Interfaces, die im Zusammenhang mit den ausgewählten Maßnahmen zur Risikobeherrschung stehen;

10 Die Beispiele zu „prüfbaren technischen Anforderungen, die für das User Interface relevant sind“ im TR IEC 62366-2 entsprechen weitestgehend Nutzungsanforderungen und Gestaltungsregeln.

- eine Angabe, ob Begleitdokumentation erforderlich ist;
- eine Angabe, ob medizinproduktspezifisches Training erforderlich ist.
- Diejenigen technischen Anforderungen, die Nutzungs- und Systemanforderungen repräsentieren, sind bereits in Tabelle 10 enthalten.

Zusätzlich müssen Sie die Gestaltungsregeln darlegen, die Sie bei der Gestaltung des User Interfaces zugrunde gelegt haben/zugrunde legen werden. Hierzu gehören z. B. ...

- festgelegte Zeichengrößen, bzw. Mindest-Zeichengrößen,
- festgelegte Kontraste (bzw. Mindest-Kontraste) zwischen Zeichen und Hintergrundinformation,
- (soweit eingesetzt) verwendete Farbschemata, die die Unterscheidbarkeit von Information fördern sollen,
- Regeln für die Klassifizierung und textuelle Beschreibung von zu quittierenden Rückmeldungen,
- genormte Gestaltungsregeln aus Normen wie
  - IEC 60601-1-8:2006, Medical electrical equipment – Part 1-8: General requirements for basic safety and essential performance – Collateral standard: General requirements, tests and guidance for alarm systems in medical electrical equipment and medical electrical systems
  - EN 60601-1 Supplement 2 „Graphical symbols for electrical equipment in medical practice (IEC/TR 60878:2003, modified)“
  - ISO 15223-1:2012 Medical devices – Symbols to be used with medical device labels, labelling and information to be supplied – Part 1: General requirements
  - ISO 15223-2:2010 Medical devices – Symbols to be used with medical device labels, labelling, and information to be supplied – Part 2: Symbol development, selection and validation

Tabelle 4 verschafft Ihnen einen Überblick über die verschiedenen Typen an Gestaltungsrichtlinien.

Diese Spezifikation des User Interfaces wird dann wie im folgenden Kapitel beschrieben einer Verifizierung und einer formativen Evaluation unterzogen (siehe Kapitel 3.5).

3.4.3.2 Umsetzung der User Interface Spezifikation verifizieren

Prüfungen, ob spezifizierte Anforderungen tatsächlich umgesetzt wurden, zählen zu den Verifizierungen. Meistens wählen die Hersteller die Inspektion als Verifikationsmethode, d. h. die Prüfung durch einen entsprechenden Experten, ob es zu jeder spezifizierten Anforderung passende Produktmerkmale gibt, die die Umsetzung der jeweiligen Anforderung dokumentieren.

Beteiligen Sie an der Verifizierung folgende Rollen:

- Qualitätsmanager
- Usability Engineer
- Produktmanager

Die Aufgabe des **Qualitätsmanagers** besteht vornehmlich darin, dass die Verifizierung überhaupt stattfindet und die Ergebnisse gemäß den Vorgaben des QM-Systems erhoben und dokumentiert werden.

Der **Usability Engineer** führt die eigentliche Prüfung (Inspektion) durch und dokumentiert die Ergebnisse. Dazu geht er die in Kapitel 3.3. spezifizierten gefährdungsbezogenen Nutzungsszenarien durch und prüft, ob ...

- alle technischen Anforderungen am Medizinprodukt,
- alle technischen Anforderungen in den Begleitpapieren,
- die in Kapitel 3.4.3 spezifizierten Gestaltungsregeln am Medizinprodukt

umgesetzt sind.

Der **Produktmanager** steht dem Usability Engineer dabei zur Verfügung, beispielsweise bei Fragen zur Bedienung des Produkts (welche wiederum ein Hinweis auf Nutzungsprobleme sein können) oder zu Auswirkungen nicht erfüllter Anforderungen.

Der **Risikomanager** dokumentiert anschließend mithilfe des Prüfprotokolls (Verifizierungsberichts), wie vollständig die Maßnahmen umgesetzt sind, und stellt mit dem Usability Engineer sicher, dass durch diese Maßnahmen keine neuen Gefährdungen verursacht wurden.

3.4.4 So sollten Sie dokumentieren

3.4.4.1 User-Interface-Spezifikation

Verfassen Sie ein Kapitel „User-Interface-Spezifikation“, das zunächst auf die dokumentierten Anforderungen in den gefährdungsbezogenen Benutzungsszenarien verweist (siehe Tabelle 10), in denen die Nutzungs- und Systemanforderungen für das User Interface enthalten sind.

Machen Sie ...

- eine Angabe, ob Begleitdokumentation erforderlich ist, und verweisen Sie auf alle Begleitdokumentationen.
- eine Angabe, ob medizinproduktspezifisches Training erforderlich ist, und verweisen Sie auf die Beschreibung des Trainings.

Schreiben Sie zusätzlich entweder alle Gestaltungsregeln in diesem Kapitel auf, die für das User Interface zugrunde gelegt werden/wurden. Hierzu gehört zusätzlich zu den Anforderungen in Tabelle 10 eine Liste aller Gestaltungsregeln, die Sie für die Benutzungsschnittstelle zugrunde gelegt haben und insbesondere die Erkennbarkeit und Interpretierbarkeit relevanter Information sicherstellen soll.

Soweit bereits in Ihrem Unternehmen ein eigenständiges Dokument in Form einer Gestaltungsrichtlinie für Ihre Medizinprodukte vorliegt, in der alle Gestaltungsregeln enthalten sind, verweisen Sie einfach auf diese.

3.4.4.2 Verifizierung der Umsetzung der User- Interface-Spezifikation

Bezüglich der Verifizierung, dass Sie alle Anforderungen auch tatsächlich umgesetzt haben, ergänzen Sie die Tabelle 10 um eine weitere Spalte, in der Sie das Ergebnis der Verifizierung dokumentieren, z. B. „nicht umgesetzt“ oder „umgesetzt, siehe XY“, wobei „siehe XY“ für einen Verweis beispielsweise auf einen Screenshot, ein Foto, einen Testbericht oder eine Stelle in einem Benutzerhandbuch stehen kann. So erzeugen Sie einen Verifizierungsbericht, der konsistent mit der User-Interface-Spezifikation ist.

Dasselbe tun Sie bezüglich der anzuwendenden Gestaltungsregeln. Erstellen Sie eine Verifikationscheckliste für alle anwendbaren Gestaltungsregeln, mit deren Hilfe Sie ebenfalls dokumentieren, z. B. „nicht umgesetzt“ oder „umgesetzt, siehe XY“.

Achten Sie darauf, dass diese Verweise eindeutig sind, indem Sie den Dateinamen mit Pfad und Version der Datei angeben. Falls Sie die Datei mit einem Versionsverwaltungssystem verwalten, eignen sich zur Versionsangabe auch „Tags“ oder „Branches“.

Die „Sparvariante“, um alle Artefakte (Dateien, Dokumente), die zum Release eines Medizinprodukts zählen, eindeutig und unveränderbar miteinander zu verknüpfen, besteht darin, diese auf einen optischen Datenträger wie eine DVD zu brennen. Näheres sollte Ihr QM-System regeln.

Stärker zu empfehlen sind Werkzeuge zum Application Life Cycle Management (ALM), die helfen, die Prüfaktivitäten den Anforderungen (Nutzungsanforderungen, Systemanforderungen) zuzuordnen.

3.4.5 Warum dadurch Konformität mit den regulatorischen Forderungen gegeben ist

Forderung IEC 62366-1:2015	Vorgeschlagenes Vorgehen
5.6: Erstellung der User-Interface-Spezifikation	Die Tabelle 10 nennt in den beiden letzten Spalten die technischen Anforderungen, Kapitel 3.4 zusätzlich die einzuhaltenden Gestaltungsregeln.
5.8 Der Hersteller muss das User Interface entsprechend der User-Interface-Spezifikation entwerfen und implementieren, einschließlich der erforderlichen Begleitdokumentation und der erforderlichen Trainingsmöglichkeiten.	Die in diesem Kapitel des vorliegenden Buches beschriebene Verifikation überprüft, ob alle Anforderungen der User-Interface-Spezifikation vollständig umgesetzt wurden.

Die **IEC 62366-1:2015** verlangt in Kapitel 5.6, dass die Hersteller prüfbare technische Anforderungen an die Benutzungsschnittstelle festlegen, und in Kapitel 5.7, dass diese das User Interface gemäß diesen Anforderungen implementieren.

Wie in Kapitel 3.4.2 gezeigt, gibt es mehrere Formen prüfbarer technischer Anforderungen. Alle waren bereits in der Tabelle 10 bzw. zusätzlich in Form der Gestaltungsregeln formuliert. Die entsprechenden Anforderungen der IEC 62366-1 sind somit erfüllt.

Weiter fordert die Norm die Prüfung, dass die User Interfaces Specification und damit die technischen Anforderungen auch tatsächlich umgesetzt sind, zu planen und durchzuführen. Auch die Gesetze wie die MDR bzw. IVDR sowie die ISO 13485 verpflichten die Hersteller zu einer solchen Verifizierung.

Die IEC 62366-1 unterscheidet bei der Prüfung nicht mehr die Verifizierung und Validierung, sondern mit Hinblick auf den Zeitpunkt der Prüfungen die Zwischenbewertungen („formative Evaluationen“) und die abschließenden Bewertungen („summative Evaluationen“). Beide diskutieren die nächsten Kapitel. Die Prüfung in Form einer Verifizierung hat bereits dieses Kapitel beschrieben.

Im Gegensatz zur IEC 62366-1 geht die FDA in Kapitel 9 ihres Guidance Documents auf das „Design Verification Testing“ ein. Sehr allgemein formuliert sie darin, dass spezifische Anforderungen an die Benutzungsschnittstelle festgelegt und geprüft werden müssten. Genau das beschreibt dieses Kapitel des Buches.

Dennoch fordert auch die FDA keine Verifizierung und Validierung, sondern eine formative und summative Evaluation.

Die Konformität mit den Kapiteln 5.7 bis 5.10 der IEC 62366-1:2015 diskutieren wir in Kapitel 3.4 und 3.5 dieses Buches. Einen Teil davon, nämlich die Verifizierung der Umsetzung der User-Interface-Spezifikation in Kapitel 5.8 der Norm, haben wir bereits in diesem Kapitel beschrieben.

3.5 Formative Evaluation

Die formative Evaluation ist definitionsgemäß eine entwicklungsbegleitende Bewertung. Der Begriff sagt daher nichts über die Methode zur Bewertung aus. Als Methoden eignen sich insbesondere der in diesem Kapitel vorgestellte „Cognitive Walk-through“, also auch die im nächsten Kapitel vorgestellten Usability-Tests (summative Evaluation).

Ziel formativer Evaluationen ist es, frühzeitig und entwicklungsbegleitend das User Interface des Medizinprodukts einer Qualitätssicherung aus Benutzersicht zu unterziehen. So werden Unzulänglichkeiten am User Interface und daraus resultierende Benutzungsfehler frühzeitig erkannt und kostengünstig behebbar.

3.5.1 Begriffe

Begriff	Definition	Quelle
Heuristische Bewertung (Heuristische Evaluation)[11]	Inspektionen, bei denen der Inspektor die Einhaltung von allgemeinen Gestaltungsregeln (Interaktionsprinzipien bzw. „Heuristiken“, siehe Kapitel 2.1.4.2) am User Interface überprüft und bei Verstößen vorhersehbare Benutzungsfehler identifiziert. Heuristische Evaluationen sind ein guter „Startpunkt“ für formative Evaluationen, da ein Usability-Experte, der mit allgemeinen Gestaltungsregeln vertraut ist, schnell Verstöße und vorhersehbare Benutzungsfehler identifiziert.	Adaptiert aus Curriculum CPUX-F des UXQB e. V., Version 3.15

11 Der Begriff „Heuristische Bewertung“ wird im TR IEC 62366-2 verwendet. In der Fachliteratur wird üblicherweise der Begriff „Heuristische Evaluation“ verwendet.

Begriff	Definition	Quelle
Cognitive Walk-through	Inspektionen, bei denen der Inspektor selbst alle Kernaufgaben und Teilaufgaben am Medizinprodukt durchläuft und dabei überprüft, ob spezifizierte Anforderungen innerhalb jeder Teilaufgabe umgesetzt sind. Es ist grundsätzlich möglich, einen „Cognitive Walk-through“ auch durch Benutzer unter Anleitung des Inspektors durchführen zu lassen. Dies empfiehlt sich bei formativen Evaluationen, insbesondere, wenn das User Interface als Prototyp vorliegt, der eine selbstständige Aufgabenerledigung durch den Benutzer noch nicht ermöglicht. Sobald jedoch eine selbstständige Aufgabenerledigung durch den Benutzer ermöglicht wird, ist ein „Usability Test“ mit spezifizierten Testaufgaben methodisch vorzuziehen.	Adaptiert aus Curriculum CPUX-UT des UXQB e. V., Version 1.07
Formative Evaluation (Zwischenbewertung)	User-Interface-Bewertung durchgeführt mit der Intention, Stärken und Schwächen der Gestaltung des User Interfaces sowie unerwartete Use Errors zu explorieren.	IEC 62366-1:2015
Usability Test	Verfahren zur Untersuchung oder Beurteilung einer Benutzungsschnittstelle mit vorgesehenen Benutzern innerhalb einer beabsichtigten Nutzungsumgebung.	IEC 62366-1:2015

3.5.2 So sollten Sie vorgehen

Beteiligen Sie an der formativen Evaluation folgende Rollen:

- Qualitätsmanager
- Usability Engineer
- Produktmanager
- Risikomanager

Die Aufgabe des **Qualitätsmanagers** besteht vornehmlich darin, dass die formative Bewertung überhaupt stattfindet und die Ergebnisse gemäß den Vorgaben des QM-Systems erhoben und dokumentiert werden.

Der **Usability Engineer** erstellt den Plan für die formative Evaluation, führt die eigentliche Prüfung durch und dokumentiert die Ergebnisse.

Der **Produktmanager** steht auch hier dem Usability Engineer dabei zur Verfügung, beispielsweise bei Fragen zur Bedienung des Produkts (welche wiederum ein Hinweis auf Nutzungsprobleme sein können) oder zu Auswirkungen von nicht erfüllten Anforderungen.

Der **Risikomanager** dokumentiert anschließend mithilfe des Prüfprotokolls (Verifizierungsberichts), wie vollständig die Maßnahmen umgesetzt sind, und stellt mit dem Usability Engineer sicher, dass durch diese Maßnahmen keine neuen Gefährdungen verursacht wurden.

3.5.2.1 Planung der formativen Evaluationen

Unabhängig von der Methode zur Evaluation muss der Usability Engineer

- diese Methode festlegen und beschreiben,
- festlegen, wann im Entwicklungsprozess die formativen Evaluationen erfolgen sollen, und
- entscheiden, welche unterstützten Kernaufgaben bei der formativen Evaluation als Bewertungsgrundlage dienen sollen.

Grundsätzlich sollten so früh wie möglich im Entwicklungsprojekt Usability-Testfälle für jede zu unterstützende Kernaufgabe spezifiziert werden. Diese helfen bei der Planung, da sie eine Vorschau geben, welcher Aufwand zu erwarten ist.

Bei Usability-Tests als Methode für die formative Evaluation erstellt der Usability Engineer zusätzlich einen Plan analog zum Plan summativer Evaluation, so wie in Kapitel 3.6.2.1 vorgegeben.

3.5.2.2 Durchführung der formativen Evaluationen

Nutzen Sie mehrere Methoden für die formative Evaluation. Eine heuristische Evaluation eines Gestaltungsentwurfs durch einen Usability Engineer kann frühzeitig ungünstige Designentscheidungen identifizieren, die geändert werden sollten, bevor Benutzer überhaupt mit dem Gestaltungsentwurf versuchen, Aufgaben zu erledigen.

Wann immer im Entwicklungsprojekt mit einem Produktentwurf ein Prototyp vorliegt und zumindest eine unterstützte Kernaufgabe mit Benutzern „durchgespielt" werden kann, sollte ein Cognitive Walk-through mit drei bis fünf Benutzern durchgeführt werden. Je früher Sie mit Benutzern evaluieren, umso weniger Überraschungen erleben Sie in späteren Phasen der Produktentwicklung.

Nachdem die von den Experten vorgeschlagenen Maßnahmen am User Interface berücksichtigt wurden und das User Interface entsprechend überarbeitet wurde, empfehlen sich die Usability-Tests.

Es kommt vor, dass Usability-Tests auch gegen Ende der Entwicklung des Medizinprodukts noch Nutzungsprobleme offenbaren, die durch weitere Maßnahmen am User Interface beseitigt werden müssen. Definitionsgemäß zählen diese Usability-Tests dann zu den formativen, d.h. entwicklungsbegleitenden Evaluationen, da nach Abschluss des Usability-Tests Verbesserungen notwendig sind, d.h. die Entwicklung noch nicht abgeschlossen werden kann.

Falls der Usability Engineer als Methode für die formative Bewertung die Inspektion wählt, führt er diese wie in Kapitel 3.4.4 beschrieben durch. Falls er sich für Usability-Tests als Methode entscheidet, befolgt er die Hinweise in Kapitel 3.6.2.

3.5.3 So sollten Sie dokumentieren

Die Form der Dokumentation hängt ebenfalls davon ab, welche Methode Sie für die formative Evaluation wählen: Dokumentieren Sie bei heuristischen Evaluationen immer, gegen welche allgemeinen Gestaltungsregeln verstoßen wurde und welche vorhersehbaren Benutzungsfehler sich hieraus ergeben.

Dokumentieren Sie bei Cognitive Walk-throughs mit Benutzern immer, welche Benutzungsprobleme diese hatten und welche vorhersehbaren Benutzungsfehler sich hieraus ergeben.

Cognitive Walk-throughs lassen sich wie Usability-Tests planen und dokumentieren. Möglichkeiten zur Dokumentation von Usability-Tests nennt Kapitel 3.6.3.

3.5.4 Warum dadurch Konformität mit den regulatorischen Forderungen gegeben ist

IEC 62366-1 unterscheidet nicht mehr zwischen Verifizierung und Validierung, sondern mit Hinblick auf den Zeitpunkt der Prüfungen die Zwischenbewertungen (formativen Evaluationen) und die abschließende Bewertung (summative Evaluation). Eine Methode dieser Bewertungen sind die Usability-Tests, die am ehesten der Validierung entsprechen, die erst das nächste Kapitel diskutiert.

Für die Zwischen- und abschließenden Bewertungen muss der Hersteller Folgendes festlegen (Kapitel 5.7.2):

- das Bewertungsverfahren (z.B. „Cognitive Walkt-hrough“),
- die zu untersuchenden Teile der Benutzungsschnittstelle bzw. Benutzungsszenarien (hier: alle gefährdungsbezogenen Benutzungsszenarien, die bei der Erledigung von Kernaufgaben durchlaufen werden) und
- wann im Prozess diese Bewertung stattfindet.

Die notwendigen Festlegungen in Bezug auf die Usability-Tests bzw. die Validierung folgen im nächsten Kapitel.

Doch bereits jetzt lässt sich festhalten, dass eine retrospektive Bewertung, wie sie dieses Kapitel diskutiert, nicht der Forderung der IEC 62366-1:2015 nach entwicklungsbegleitenden Prüfungen (Zwischenbewertungen) gerecht wird.

Für Benutzungsschnittstellen unbekannter Herkunft (UOUP) hingegen wäre damit Normenkonformität erreichbar, zumal die Norm für UOUP nicht in jedem Fall eine Verifizierung und Validierung verlangt. Dies „UOUP-Karte“ dürfen Hersteller aber nur ziehen, wenn tatsächlich ein User Interface of Unknown Provenance gemäß IEC 62366-1 vorliegt, d. h. wenn das User Interface bzw. Teile dessen vor Gültigkeit der IEC 62366-1 entwickelt wurden. Lesen Sie mehr zu UOUP in Kapitel 5.4.

Die **FDA** unterscheidet im Guidance Document die entwicklungsbegleitende (formative) und die abschließende (summative) Evaluation durch „Design Verification Testing“ und „Human Factors Validation Testing“. In Hinblick auf die Verifizierung gilt es also zu prüfen, ob dieses Kapitel ausreichende Hinweise zur entwicklungsbegleitenden und abschließenden Verifizierung gibt.

Die FDA erwähnt den „Cognitive Walk-through“ (Kapitel 7.1) als „simple kind of formative study“. Allerdings geht die FDA davon aus, dass hierzu Benutzer einbezogen und befragt würden. Diese Form des „Cognitive Walk-through“ entspricht dem in diesem Kapitel vorgeschlagenen Vorgehen.

In Kapitel 9 ihres Guidance Documents geht die FDA auf das „Design Verification Testing“ ein. Sehr allgemein formuliert sie darin, dass spezifische Anforderungen an die Benutzungsschnittstelle festgelegt und geprüft werden müssten. Genau das beschreiben die Kapitel 3.3 und 3.4 des Buches.

Da die FDA nicht eine Verifizierung und Validierung, sondern eine formative und summative Evaluation fordert, müssen Sie darauf achten, dass Sie die Gebrauchstauglichkeit während der Entwicklung und abschließend beurteilen. Formative Evaluationen sind häufig nicht teuer, und die Dokumentation muss nicht sehr aufwendig sein. Greifen Sie während der Entwicklung auf folgende Verfahren zurück:

- „Heuristische Evaluation“ als Methode bei der allerersten formativen Evaluation
- „Cognitive Walk-through“ mit Benutzern, sobald sich die erste unterstützte Kernaufgabe am Medizinprodukt durchspielen lässt

- „Entwicklungsbegleitende Usability-Tests“ mit Benutzern, sobald das in der Entwicklung befindliche Medizinprodukt selbstständig von Benutzern benutzt werden kann. Gehen Sie hierbei wie im folgenden Kapitel 3.6.2 beschrieben vor.

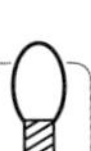

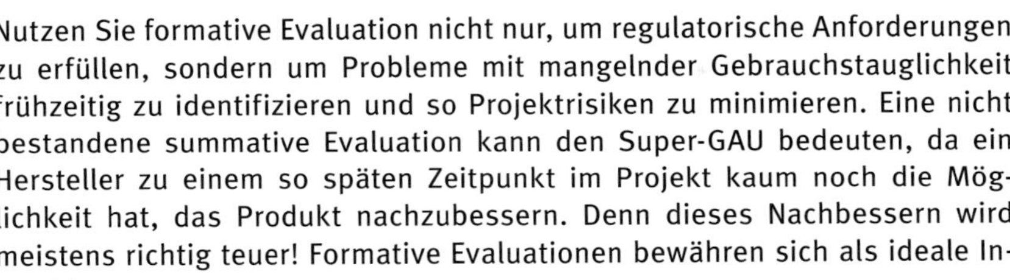

Tipp

Nutzen Sie formative Evaluation nicht nur, um regulatorische Anforderungen zu erfüllen, sondern um Probleme mit mangelnder Gebrauchstauglichkeit frühzeitig zu identifizieren und so Projektrisiken zu minimieren. Eine nicht bestandene summative Evaluation kann den Super-GAU bedeuten, da ein Hersteller zu einem so späten Zeitpunkt im Projekt kaum noch die Möglichkeit hat, das Produkt nachzubessern. Denn dieses Nachbessern wird meistens richtig teuer! Formative Evaluationen bewähren sich als ideale Investition.

Beachten Sie: Die formative Evaluation kann sowohl in Form einer Verifizierung (z. B. heuristische Evaluation) als auch einer Validierung („Usability-Test“) erfolgen.

3.6 Summative Evaluation – Abschließende Bewertung der Gebrauchstauglichkeit

Die IEC 62366-1 fordert die summative Evaluation. Das Ziel der summativen Evaluation ist der Nachweis, dass das User Interface sicher benutzt werden kann. Dieser Nachweis lässt sich i.d.R. nur durch eine Validierung der Gebrauchstauglichkeit in Form eines Usability-Tests erbringen. Daher behandelt dieses Kapitel gleichermaßen die „Validierung der Gebrauchstauglichkeit“ und die „summative Evaluation“.

3.6.1 Begriffe

Begriff	Definition	Quelle
Abschließende Bewertung (summative Evaluation)	User-Interface-Evaluation, die zum Abschluss der Entwicklung des User Interfaces durchgeführt wird mit dem Ziel des objektiven Nachweises, dass das User Interface sicher benutzt werden kann.	IEC 62366-1:2015
Usability-Testdaten	Daten, die im Testsystem vor den Usability-Tests vorhanden sein müssen, und Daten, die während der Usability-Tests vom Benutzer benötigt und/oder eingegeben werden.	Thomas Geis und Christian Johner

Begriff	**Definition**	**Quelle**
Validierung	Bestätigung durch Bereitstellung eines objektiven Nachweises, dass die Anforderungen für einen spezifischen beabsichtigten Gebrauch oder eine spezifische beabsichtigte Anwendung erfüllt worden sind. Die Validierung der Gebrauchstauglichkeit entspricht daher der Bestätigung, dass während des Gebrauchs des Produkts (durch die vorgesehenen Benutzer) festgestellt wurde, dass die Bedienfunktionen von den Benutzern so beherrscht werden, wie es die Nutzungsanforderungen spezifizieren. Hinweis 1: Für regulatorische Zwecke ist eine Validierung der Umsetzung derjenigen Nutzungsanforderungen ausreichend, die im Zusammenhang mit Fehlervermeidung und Fehlerbehebung stehen. Hinweis 2: Eine unumstrittene Methode zur Validierung der Gebrauchstauglichkeit ist die der Usability-Test. Beispiel: Für die Nutzungsanforderung „Der Benutzer muss am System überblicken können, welche Dialysepatienten besondere Aufmerksamkeit benötigen“ wurde im Usability-Test festgestellt, dass alle Benutzer die „Kennzeichnung der entsprechenden Patienten mit Warnhinweis in der Patientenliste“ entdeckt und verstanden haben.	DIN EN ISO 9000:2005
Validierung der Gebrauchstauglichkeit	Teilaspekt der Validierung, der sich auf die sichere Gestaltung der Benutzungsschnittstelle konzentriert.	

Definitionsgemäß müssen Sie bei der Validierung prüfen, ob die spezifizierten Benutzer im spezifizierten Nutzungskontext die spezifizierten Benutzungsziele erreichen. Diese Benutzungsziele beziehen sich auf die Zweckbestimmung. Beispielsweise besteht das Benutzungsziel eines Defibrillators darin, nicht oder unregelmäßig schlagende Herzen zum regelmäßigen Schlagen zu bringen.

Damit umfasst die Validierung zwei Aspekte:

1) Eine Prüfung, ob es mit dem Produkt überhaupt möglich ist, die Benutzungsziele zu erreichen. Dies entspricht der „klassischen Validierung“.

Beim Beispiel des Defibrillators würde man prüfen, ob man mit dem konkreten Medizinprodukt (mit dessen Geometrie, Puls-/Spannungsfolgen usw.) bei Patienten mit einem bestimmten Gesundheitszustand die Herzen zum regelmäßen Schlagen bringen kann.

2) Eine Prüfung, ob das auch die spezifizierten Benutzer im spezifizierten Nutzungskontext können. Hier müsste man prüfen, ob beispielsweise Laien (die spezifizierten Benutzer) in der Dunkelheit einer liegengebliebenen U-Bahn (spezifizierter Nutzungskontext) die Patienten mit dem Defibrillator reanimieren könnten.

Dieses Buch adressiert ausschließlich den zweiten Aspekt.

3.6.2 So sollten Sie vorgehen

Beteiligen Sie an der Validierung folgende Rollen:

- Qualitätsmanager
- Usability Engineer
- Repräsentative Benutzer
- Produktmanager
- Risikomanager

Die Aufgabe des **Qualitätsmanagers** besteht vornehmlich darin, dass die Validierung überhaupt stattfindet und die Ergebnisse gemäß den Vorgaben des QM-Systems erhoben und dokumentiert werden.

Der **Usability Engineer** ist für die Validierung verantwortlich: Er verfasst den Plan der summativen Evaluation, den Plan für die summative Evaluation, führt die Validierung durch und dokumentiert die Ergebnisse.

Die **repräsentativen Benutzer** führen während der Validierung an oder mit dem Produkt Aufgaben durch.

Der **Produktmanager** steht dem Usability Engineer dabei zur Verfügung, beispielsweise indem er ihn bei der Rekrutierung repräsentativer Benutzer unterstützt.

Der **Risikomanager** dokumentiert anschließend mithilfe des Prüfprotokolls (Bericht der summativen Evaluation), wie vollständig die Maßnahmen umgesetzt sind, und stellt mit dem Usability Engineer sicher, dass durch diese Maßnahmen keine neuen Gefährdungen verursacht wurden.

3.6.2.1 Plan der summativen Evaluation / Plan für die summative Evaluation erstellen

Erstellen Sie als Usability Engineer den Plan der summativen Evaluation. Dieser entspricht dem Plan für die summative Evaluation. Treffen Sie erst folgende generelle Festlegungen:

- **Validierungsumgebung**

  Als Validierungsumgebung stehen ein Usability-Labor, eine simulierte Nutzungsumgebung oder die tatsächliche Umgebung (z. B. Klinik) zur Auswahl. Orientieren Sie sich an der in der Zweckbestimmung festgelegten Nutzungsumgebung. Begründen Sie Ihre Wahl kurz, rechtfertigen Sie insbesondere, dass eine „nicht-tatsächliche" Nutzungsumgebung ausreichend repräsentativ ist.

- **Charakterisierung der Benutzergruppen**

  Orientieren Sie sich dabei an den in der Zweckbestimmung beschriebenen Benutzer-Profilen.

- **Anzahl Benutzer pro Benutzergruppe**

  Wenn für Sie nur der europäische Markt, nicht aber der US-Markt (FDA) relevant ist, sollten Sie mit mindestens fünf repräsentativen Benutzern pro Benutzergruppe validieren. Die Zahl Fünf ist ein Erfahrungswert, der zwar keine statistische Validität von Testergebnissen sichert, aber erfahrungsgemäß feststellen lässt, ob nach der Validierung Änderungsbedarf besteht oder nicht. Falls Sie die FDA-Anforderungen berücksichtigen müssen, sollten Sie mit 15 Benutzern pro Benutzergruppe prüfen, bei Infusionspumpen mit 25. Die FDA wünscht, dass die Evaluation mit „US Residents" durchgeführt wird.

Spezifizieren Sie anschließend die Testfälle, indem Sie für jeden Testfall festlegen:

1) Einzubeziehende Benutzergruppe(n)
2) Name des Testfalls
3) Name oder Nummer des Benutzungsszenarios, das Sie damit validieren wollen, oder Name der damit verbundenen Kern- oder Teilaufgabe. Damit ist auch der zu bewertende Teil des User Interfaces bestimmt.
4) Anleitung für die Benutzer im Freitext: (Beispiele siehe unten)
   a) Ausgangsbedingungen, von denen der Testteilnehmer ausgehen soll („Szenario")

   b) Die Aufgabenstellung für den Testteilnehmer
   c) Das Arbeitsergebnis, das der Testteilnehmer erreichen soll

5) Die Usability-Testinformationen, die dem Benutzer zur Verfügung gestellt werden (Beispiele siehe unten)
6) Vorbedingungen, die erfüllt sein müssen, bevor die Benutzer mit der Aufgabenerledigung beginnen können (Beispiele siehe unten). Die Vorbedingungen für den Test können mit den Ausgangsbedingungen, von denen die Benutzer ausgehen sollen, überlappen.
7) Aufgabenspezifische Akzeptanzkriterien

   Für jede Teilaufgabe, bei der Benutzungsfehler vorhersehbar oder bekannt sind, müssen ein oder mehrere Akzeptanzkriterien aufgestellt werden. Die FDA nennt diese Teilaufgaben „critical tasks“. Diese aufgabenspezifischen Akzeptanzkriterien lassen sich direkt aus den „Nutzungs- und Systemanforderungen in Bezug auf Sicherheit“ in Tabelle 10 (zweite Spalte von rechts) herleiten.

   Beispiel: Nutzungsanforderung NA4 aus Tabelle 10: „Der Benutzer muss am System erkennen können, dass er ein inkompatibles Medikament zum Medikamentenplan hinzufügt.“

   Diese Nutzungsanforderung führt im Usability-Test zum aufgabenspezifischen Akzeptanzkriterium „Der Benutzer hat eines der beiden inkompatiblen Medikamenten vom Medikamentenplan entfernt und gegen ein kompatibles alternatives Medikament ersetzt“.
8) Abweichungen von den globalen Festlegungen, z. B. die Anzahl der Benutzer betreffend: Wählen Sie die Aufgabenstellung und die **Usability-Testinformationen** so, dass alle Merkmale in Bezug auf Sicherheit des Systems geprüft werden. Wenn beispielsweise ein Merkmal in Bezug auf Sicherheit lautet, dass der Benutzer erkennen muss, ob ein Medikament für einen Patienten kontraindiziert ist, dann muss der Testfall beinhalten, dass der Patient ein solches Medikament verabreicht bekommen soll, was der Benutzer erkennen und worauf er gemäß definiertem Arbeitsergebnis handeln muss.

Die aufgabenspezifischen Akzeptanzkriterien entsprechen dem zu erzielenden Arbeitsergebnis (siehe Punkt 4)c)), sind aber oft präziser formuliert und erlauben eine eindeutige Beurteilung, ob sie erfüllt sind. Beispiele für Nachbedingungen finden Sie weiter unten.

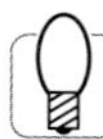

Tipp

Empfehlungen zur Festlegung einer erfolgreich abgeschlossenen summativen Evaluation:

1) Alle gefährdungsbezogenen Nutzungsszenarien (Kernaufgaben mit „Critical Tasks") werden einem Usability-Test unterzogen.
2) Alle beobachteten Benutzungsfehler werden erfasst (auch die, die der Benutzer korrigiert hat „Close Calls")
3) Für jeden Benutzungsfehler wird die Ursache („Root Cause") ermittelt.
4) Soweit Benutzungsfehler beobachtet werden, die ein Pass-/Fail-Kriterium verletzt haben und ein nicht vertretbares Risiko verursachen, muss die Benutzungsschnittstelle überarbeitet werden.

Falls 4) nicht eintritt, werden die Ergebnisse im Rahmen der Risikoanalyse (nach ISO 14971) bewertet. Damit hat das Risk Management das letzte Wort, ob die Akzeptanzkriterien erfüllt sind.

Vereinfacht könnte man sagen, man betrachtet schlichtweg jeden Benutzungsfehler so, als wäre er in Realität passiert, und evaluiert, ob das damit verbundene Risiko akzeptabel wäre oder nicht.

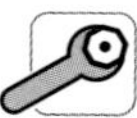

Beispiel 3.7

Anleitung für den Benutzer (Anfang)

(am besten ausdrucken, pro Blatt nur eine Testaufgabe)

Benutzungsszenario: „Medikamentenverabreichung dokumentieren"

Ausgangssituation:

- Sie sind als Pflegekraft am System angemeldet.
- Sie arbeiten auf der Station 1.
- Ihr Patient Hans Müller soll seine Medikamente verabreicht bekommen.
- Die Verabreichung der Medikamente für Hans Müller steht jetzt zeitlich an.
- Der Medikationsplan ist auf dem Tablet vor Ihnen verfügbar.
- Alle Medikamente befinden sich im Medikamentenschrank rechts neben dem Tisch vor Ihnen.
- Der Moderator nimmt die Rolle Ihres Patienten Hans Müller ein.

Aufgabenstellung:

- Verabreichen Sie Ihrem Patienten Hans Müller die Medikamente gemäß Medikationsplan und dokumentieren Sie Ihre Verabreichung. (Alle Medikamente sind Plazebos.)
- Geben Sie mir Bescheid, wenn Sie mit der Aufgabe fertig sind, dann gehen wir zur nächsten Aufgabe über.

Anleitung für den Benutzer (Ende)

Usability-Testinformationen im System:

- Patient Hans Müller
- Verschreibung für Hans Müller einschließlich aller Medikamente

Vorbedingungen:

- Usability-Testinformationen, die im System vorhanden sein müssen, wie z. B. Patienten, Behandlungsprofile
- Benutzer muss im System angelegt sein.
- Benutzer hat Training X erfolgreich absolviert.

Weitere Beispiele für Vorbedingungen für andere Medizinprodukte:

- Der Benutzer trägt Latex-Handschuhe.
- Das System ist im Modus „Priming“.

Aufgabenspezifische Akzeptanzkriterien:

- Der Testteilnehmer hat das jeweilige Medikament im Medikationsplan verabreicht.
- Der Testteilnehmer hat bei Medikament 2 und 3 von 4 erkannt, dass für diese Medikamente besondere Verabreichungshinweise vorliegen, und die Medikamente entsprechend verabreicht.
- Der Testteilnehmer hat das jeweils verabreichte Medikament X mit der Dosis Y für Patient Z im System erfasst.

Weitere Beispiele für aufgabenspezifische Akzeptanzkriterien für andere Medizinprodukte:

- Die DICOM-Worklist ist vollständig abgearbeitet.
- Auf der Innenseite des Scharniers sind keine Verunreinigungsspuren mehr erkennbar.
- Die Kanüle der Spritze ist von einer Schutzhülle umgeben.

3.6.2.2 Plan der summativen Evaluation prüfen und freigeben

Prüfen Sie als Qualitätsmanagementverantwortlicher oder Produktmanager den Plan der summativen Evaluation, indem Sie sich vom Usability Engineer Folgendes im Plan der summativen Evaluation zeigen lassen:

- Die Wahl der Validierungsumgebung stimmt mit der in der Zweckbestimmung festgelegten Nutzungsumgebung überein.
- Die Charakterisierung der Benutzergruppen entspricht den in der Zweckbestimmung festgelegten Benutzergruppen. Merkmale wie sprachliche und intellektuelle Fähigkeiten, kultureller Hintergrund und Erfahrungen mit dem Produkt sind, falls von Bedeutung, berücksichtigt. Vergessen Sie nicht, Schulungsmaßnahmen oder Begleitpapiere festzulegen, die gemäß Zweckbestimmung von dieser Benutzergruppe bekannt sein sollten.
- Für jedes (gefährdungsbezogene) Benutzungsszenario gibt es mindestens einen Testfall.
- Die Testfälle beschreiben Aufgaben und geben keine Hinweise, wie diese am Produkt zu erledigen sind (legen also fest, *was* zu machen ist und nicht *wie*).
- Für jedes sicherheitsbezogene Merkmal eines jeden Benutzungsszenarios gibt es Testinformationen oder/und eine Aufgabenstellung, die die Wirksamkeit dieses Merkmals prüft. Die Merkmale in Bezug auf Sicherheit finden Sie in einer Tabelle, wie sie beispielhaft Tabelle 10 zeigt.
- Die Erreichung aller Nachbedingungen ist unstrittig überprüfbar.

3.6.2.3 Summative Evaluation vorbereiten

Als Usability Engineer und/oder Produktmanager legen Sie den Testzeitraum sowie Datum und Uhrzeit für die einzelnen Tests fest. Gehen Sie davon aus, dass Sie pro Benutzer eine Stunde für die Vor- und Nachbereitung des Tests benötigen und eine weitere Stunde für die Durchführung (Validierung).

Rekrutieren Sie so viele Benutzer pro Benutzergruppe, wie vom Plan der summativen Evaluation gefordert. Laden Sie die Benutzer mit Angabe des genauen Orts und Zeitpunkts ein. Falls die Benutzer laut Plan der summativen Evaluation zuvor eine Schulung durchlaufen oder Begleitmaterialien gelesen haben müssen, dann organisieren Sie dies ebenfalls.

Tipp

Ihre „üblichen Verdächtigen“ wie der „Lieblingsarzt“ eignen sich meist nicht als repräsentative Benutzer. Sie sind nicht repräsentativ. Sie kennen das Produkt und ggf. sogar dessen Entwicklungsgeschichte zu genau und sind mit dem unterstützten mentalen Modell zu sehr vertraut.

Arbeiten Sie nur mit Benutzern, die der Charakterisierung in Ihrer Zweckbestimmung und (!) mit der Realität übereinstimmen.

Bereiten Sie die Validierungsumgebung einschließlich der zu validierenden Produkte vor. Bedenken Sie, dass Sie das System zwischen den einzelnen Benutzern wieder auf die oben spezifizierten Vorbedingungen „zurücksetzen“ können müssen.

Drucken Sie die Beschreibung des Testfalls mit Ausgangssituation, Aufgabenstellung und Arbeitsergebnis aus.

Vergewissern Sie sich, dass die Validierungsumgebung funktioniert, insbesondere, wenn Sie Aufzeichnungen (Video, Audio, Screen Cast) anfertigen.

3.6.2.4 Summative Evaluation durchführen und dokumentieren

Instruieren Sie als Usability Engineer die Benutzer:

- Erklären Sie Ihnen, dass nicht sie, sondern das System geprüft wird.
- Erklären Sie, dass Sie während der Aufgabenerledigung keine Hilfestellung geben werden.
- Erklären Sie, dass die Benutzerdokumentation jederzeit während der Aufgabenerledigung eingesehen werden kann.
- Lesen Sie mit ihnen den Testfall oder die Testfälle jeweils mit Ausgangssituation, Aufgabenstellung und Arbeitsergebnis durch. Beantworten Sie Verständnisfragen, erklären Sie aber nicht, *wie* die Aufgabe zu erledigen ist.

Führen Sie die Validierung mit jedem Benutzer durch. Geben Sie während der Erledigung der Aufgabe durch den Benutzer keine Hilfestellung (auch nicht durch Körpersprache), es sei denn, der Benutzer signalisiert, dass er keine Möglichkeit sieht, ohne Hilfestellung erfolgreich die Aufgabe zu erledigen. Dokumentieren Sie dabei Benutzungsprobleme. Das nächste Teilkapitel gibt Ihnen Hinweise zum Format.

Dokumentieren Sie nach jedem Testfall sofort, wie vollständig die Ergebnisse, d. h. die Nachbedingungen erreicht wurden. Klassifizieren Sie diese jeweils:

- mit/ohne Hilfe des Testleiters,
- vollständig/unvollständig,
- richtig/falsch.

Werten Sie am Schluss die Ergebnisse aller Validierungen aus:

- Prozentuale Erreichung über Teilnehmer hinweg
- Gemachte Benutzungsfehler
- Entstandene Gefährdungssituationen

3.6.3 So sollten Sie dokumentieren

Schreiben Sie einen Plan der summativen Evaluation, der wie folgt aufgebaut ist:

- Kapitel 1: Metainformationen, Zweck und Adressanten des Dokuments, Referenzen auf weitere Dokumente (hier insbesondere auf die Verfahrensanweisung, auf die Zweckbestimmung und auf die Risikomanagementakte)
- Kapitel 2: Globale Festlegungen (Validierungsumgebung, Anzahl Benutzer)
- Kapitel 3: Testfälle (siehe Tabelle 11)
- Kapitel 4: Zeitplanung (siehe Tabelle 12)

3.6.3.1 Testfälle mit konkreten Usability-Testinformationen

Füllen Sie für jeden Testfall folgende Schablone aus:

Tabelle 11: Testfälle mit konkreten Usability-Testinformationen

Testfall	
Nummer und Name des Testfalls	
Benutzergruppe(n)	
Benutzungsszenario/Aufgabe	Referenz auf Benutzungsszenario oder Aufgabe
Kontextuelle Vorbedingungen	Beispiele siehe Kapitel 3.3.3.1
Ausgangssituation	Beispiele siehe Kapitel 3.3.3.1
Aufgabenstellung	Beispiele siehe Kapitel 3.3.3.1

Testfall	
Arbeitsergebnis	Beispiele siehe Kapitel 3.3.3.1
Usability-Testinformationen	Beispiele siehe oben. Konkrete Daten oder Referenz auf Dokument
Besonderheiten	z. B. Abweichung von globalen Festlegungen

3.6.3.2 Zeitplanung

Tabelle 12: Zeitplanung

Teilnehmer-Nr.	Benutzergruppe	Datum	Uhrzeit
1	Pflegekraft 1		10:00h – 12:00h
2	Pflegekraft 2		14:00h – 16:00h
3	Pflegekraft 3		16:00h – 18:00h
4	Pflegekraft 4		08:00h – 10:00h
5	Pflegekraft 5		11:00h – 13:00h
6	Arzt 1		14:00h – 16:00h
7	Arzt 2		17:00h – 19:00h
8	Arzt 3		09:00h – 11:00h
9	Arzt 4		14:00h – 16:00h
10	Arzt 5		17:00h – 19:00h

3.6.3.3 Summative Evaluation durchführen und dokumentieren

Schreiben Sie einen Testbericht, der wie folgt aufgebaut ist:

- Kapitel 1: Metainformationen, Zweck und Adressanten des Dokuments, Referenzen auf weitere Dokumente (hier insbesondere auf Verifizierungsplan)
- Kapitel 2: Profile der tatsächlichen Teilnehmer (siehe Tabelle 13)
- Kapitel 3: Testprotokoll mit den Benutzungsproblemen pro Teilnehmer (siehe Tabelle 14)
- Kapitel 4: Auswertung der Benutzungsprobleme (über Teilnehmer hinweg) (siehe Tabelle 15)

- Kapitel 5: Quantitative Ergebnisse der summativen Evaluation (siehe Tabelle 16)
- Kapitel 6: Zusammenfassung (siehe unten)

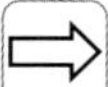

Link

Kapitel 7.1 zeigt Ihnen eine ausführlichere Struktur für eine Gebrauchstauglichkeitsakte. Allerdings müssten Sie dazu den Prozess gemäß Kapitel 4 durchlaufen.

3.6.3.4 Profile der tatsächlichen Teilnehmer

Dokumentieren Sie die Charakteristiken der einzelnen Teilnehmer. Tabelle 13 kann Ihnen dafür als Beispiel dienen. Ergänzen Sie die Tabelle, wenn die Zweckbestimmung weitere Charakteristiken nennt, insbesondere, wenn diese sicherheitsbezogen sind oder wenn die Benutzer gleichzeitig die Patienten sind.

Tabelle 13: Dokumentation der Profile der tatsächlichen Teilnehmer

Dokumentation der Profile der tatsächlichen Teilnehmer	Dokumentation der Profile der tatsächlichen Teilnehmer	Dokumentation der Profile der tatsächlichen Teilnehmer	Dokumentation der Profile der tatsächlichen Teilnehmer
Benutzergruppe	Pflegekraft		
Berufsbezeichnung	Pflegerische Fachleitung einer Intensivstation		
Ausbildung	Fachkrankenschwester Anästhesie, Schwerpunkt Intensivmedizin		
Altersgruppe	25–34 Jahre		
Geschlecht	weiblich		
Berufserfahrung in dieser Benutzergruppe	3 Jahre		
Typische Arbeitsumgebung	auf der Intensivstation		

Dokumentation der Profile der tatsächlichen Teilnehmer	Dokumentation der Profile der tatsächlichen Teilnehmer	Dokumentation der Profile der tatsächlichen Teilnehmer	Dokumentation der Profile der tatsächlichen Teilnehmer
Typische Aufgaben	– Patienten versorgen – Notfallmanagement – Dienstplanung, Planung Stationsablauf		
Benutzung des Produkts seit/Häufigkeit	2 Jahre/täglich		
Vorbereitung	Hat an Schulung nicht teilgenommen, aber die Gebrauchsanweisung gelesen.		

Auditoren sollten prüfen, dass die tatsächlichen Benutzer-Profile dokumentiert sind und den Benutzer-Profilen in der Benutzungsspezifikation entsprechen.

3.6.3.5 Testprotokoll – Benutzungsprobleme nach Teilnehmern

Protokollieren Sie die beobachteten Benutzungsprobleme, die Sie bei der Durchführung jedes Testfalls beim jeweiligen Teilnehmer beobachten.

Tabelle 14: Testprotokoll – Benutzungsprobleme nach Teilnehmern

Testfall Nr.	Teilnehmer
1	**Teilnehmer 1** Nutzungsprobleme (NP) – NP1: Der Benutzer kann xxx nicht erkennen/nicht auffinden. – NP2: Der Benutzer wählt *Y* falsch aus. – NP3: Der Benutzer gibt ZZZ falsch/unvollständig ein. Dauer: ________ min

Testfall Nr.	Teilnehmer
	Ergebniserreichung (bitte nicht zutreffende Punkte durchstreichen) – Vollständig/unvollständig – Mit/ohne Hilfe – Effizienz war beeinträchtigt/nicht beeinträchtigt – Risiko für Patient, Benutzer oder Dritten möglich/nicht erkennbar **Teilnehmer 2** Nutzungsprobleme – Vgl. NP2: – ... **Teilnehmer 3** **Teilnehmer 4**

Sie können alternativ zu der Darstellung in Tabelle 14 für jeden Teilnehmer oder sogar für jeden Testfall ein einzelnes Formular erstellen.

3.6.3.6 Auswertung der Benutzungsprobleme (über Teilnehmer hinweg)

Bewerten Sie die Benutzungsprobleme über Teilnehmer hinweg, beschreiben Sie die Auswirkung und erforderliche Maßnahmen.

Tabelle 15: Auswertung der Benutzungsprobleme (über Teilnehmer hinweg)

Benutzungsproblem	Auswirkung	Risikobeherrschungsmaßnahme erforderlich?	Umsetzungsstatus
–	☐ Effektivität beeinträchtigt (Ergebnis nicht erzielbar) ☐ Effizienz beeinträchtigt (Ergebnis wird erzielt mit zusätzlichem Aufwand)	☐ Nein ☐ Ja, wie folgt:	

Benutzungsproblem	Auswirkung	Risikobeherrschungsmaßnahme erforderlich?	Umsetzungsstatus
	☐ Sicherheitsrisiko für Benutzer, Patient oder andere Person		
–	☐ Effektivität beeinträchtigt (Ergebnis nicht erzielbar) ☐ Effizienz beeinträchtigt (Ergebnis wird erzielt mit zusätzlichem Aufwand) ☐ Sicherheitsrisiko für Benutzer, Patient oder andere Person	☐ Nein ☐ Ja, wie folgt:	

3.6.3.7 Übersicht über die Ergebnisse der summativen Evaluation

Erstellen Sie eine Übersicht über die quantitativen und qualitativen Ergebnisse der summativen Evaluierung.

Tabelle 16: Quantitative und qualitative Ergebnisse der summativen Evaluierung

Testfall (Nummer, Name)	Ergebnis	TN1	TN2	TN3
Testfall 1: Medikamente verabreichen und dokumentieren				
	Dauer	3 min	2,5 min	8 min
	Hilfestellung erforderlich?	Nein	Nein	**Ja**
	Ergebnis korrekt erzielt?	Ja	Ja	Ja
Testfall 2: Eine Labordiagnostik bereitstellen				
	Dauer	1,5 min	3 min	5 min
	Hilfestellung erforderlich?	Nein	Nein	Nein
	Ergebnis korrekt erzielt?	Ja	Ja	**Nein**
...				
	Ergebnis korrekt erzielt?			

3.6.3.8 Zusammenfassung

Formulieren Sie eine Zusammenfassung, die kurz wiederholt:

- den Plan der summativen Evaluation: die Anzahl der Testfälle, Benutzer,
- die Akzeptanzkriterien,
- die Ergebnisse,
- eine Bewertung der Ergebnisse.

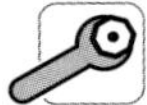

Beispiel 3.8

Zusammenfassung

Im Rahmen dieser summativen Evaluation wurden x Testfälle untersucht, von denen y Merkmale in Bezug auf Sicherheit enthalten. Die Testfälle wurden mit z Benutzern durchgeführt.

Das folgende Akzeptanzkriterium wurde festgelegt:

Wenn Benutzungsfehler, Gefährdungen oder Gefährdungssituationen beobachtet werden, die bisher noch nicht bekannt waren, muss die Benutzungsschnittstelle überarbeitet werden.

Ergebnisse

- xxx % der Teilnehmer erreichten das Ziel ohne Eingriff des Testleiters vollständig und richtig.
- Es wurden ‹n› Benutzungsfehler insgesamt identifiziert.
- Davon führten ‹n-m› Benutzungsfehler zu nicht akzeptablen Risiken.

Die summative Evaluation ist somit nicht erfolgreich.

Die abgeleiteten Risikobeherrschungsmaßnahmen wurden definiert.

3.6.4 Warum dadurch Konformität mit den regulatorischen Forderungen gegeben ist

Laut **IEC** 62366-1:2015 (Kapitel 5.7.3) muss der Plan der summativen Evaluation die Methoden nennen, mit denen die summative Evaluation durchgeführt wird. Dabei muss die summative Evaluation mit repräsentativen Benutzern (Kapitel. 5.7.1) in einer repräsentativen Nutzungsumgebung durchgeführt werden.

In Kapitel 5.7.3 verlangt IEC 62366-1:2015 weiter, dass die Hersteller dokumentieren, welche Benutzungsszenarien adressiert werden, welches Verfahren angewendet wurde (hier: „teilnehmende Beobachtung"), wie die Daten analysiert und welche Kriterien angewendet wurden und wie daraus geschlossen wurde, ob das Medizinprodukt zu sicherheitsrelevanten Benutzungsproblemen führt.

Diese Forderung erfüllt die oben beschriebene Vorgehensweise. Diese Vorgehensweise würde allerdings nicht einer Forderung gerecht, dass Hersteller auch entwicklungsbegleitend validieren müssen. Zwar fordert IEC 62366-1:2015 eine entwicklungsbegleitende Bewertung, aber nicht explizit, dass diese **Bewertung** in Form einer summativen Evaluation mit repräsentativen Benutzern zu erfolgen hat.

Die **FDA** geht im Guidance Document „Applying Human Factors and Usability Engineering to Optimize Medical Device Design“ gleich an zwei Stellen auf Prüfungen ein, an denen Benutzer beteiligt werden sollten: einmal bei der entwicklungsbegleitenden „formativen“ Evaluation (Kapitel 7) und einmal im ausführlichen Kapitel 10 „Human Factors Validation Testing“.

Die Vorschläge der FDA zur summativen Evaluation berücksichtigt dieser Vorschlag beispielsweise in Bezug auf folgende Aspekte:

- Die Testumgebung muss repräsentativ sein.
- Es muss eine ausreichend große Anzahl an Benutzern pro Benutzergruppe beteiligt werden.
- Die Benutzer sollten (nur) so trainiert sein, wie es der Realität entspricht.
- Objektive Erfolgskriterien müssen definiert sein.

Zusätzlich zu dem hier vorgeschlagenen Vorgehen empfiehlt die FDA, bei der summativen Evaluation auch subjektive Daten durch eine Benutzerbefragung zu erheben.

Die FDA empfiehlt einen konkreten Aufbau der Gebrauchstauglichkeitsakte. Dieser entspricht zwar nicht der oben vorgeschlagenen Struktur, allerdings lassen sich die erzeugten Artefakte der FDA-Empfehlung gut zuweisen, wie dargestellt in Tabelle 17.

Tabelle 17: Vergleich der FDA-Empfehlung zum Aufbau einer Gebrauchstauglichkeitsakte mit dem Vorschlag in diesem Buch

Inhalt gemäß FDA	Artefakte gemäß diesem Buch
1. Intended device users, uses, use environments, and training – Intended user population(s) and critical differences in capabilities between multiple user populations – Intended uses and operational contexts of use – Use environments and key considerations – Training intended for users and provided to test participants	Die Zweckbestimmung charakterisiert ausführlich die Benutzer und den Nutzungskontext. Notwendige Kompetenzen und damit Schulungsmaßnahmen beschreibt 3.2.3.
2. Device User Interface – Graphical depiction (drawing or photograph) of device User Interface – Verbal description of device User Interface	Diese Darstellung kann nach Fertigstellung des Produkts erfolgen.
3. Summary of known use problems – Known problems with previous models – Known problems with similar devices – Design modifications implemented in response to user difficulties	Diese Daten gibt es v. a. für bereits im Feld vorhandene Produkte. Im Rahmen der Gefährdungsanalyse insbesondere für UOUP werden genau diese Aspekte untersucht (siehe Kapitel „Risikoanalyse in Bezug auf Gebrauchstauglichkeit für jedes gefährdungsbezogene Benutzungsszenario durchführen“)
4. User task selection, characterization and prioritization – Risk analysis methods – Use-related hazardous situation and risk summary – Critical tasks identified and included – in HFE/UE validation tests	Kapitel 3.3 Bild 11 geht ausführlich auf die Aufgabenanalyse ein, im Rahmen derer Gefährdungen und Gefährdungssituationen aufgrund mangelnder Gebrauchstauglichkeit sowie sicherheitsrelevante Merkmale untersucht werden. Diese Ergebnisse fließen auch direkt in den Plan der summativen Evaluation ein, der (nicht nur) die gefährdungsbezogene Benutzungsszenarien umfassen muss.

Inhalt gemäß FDA	Artefakte gemäß diesem Buch
5. Summary of formative evaluations – Evaluation methods – Key results and design modifications implemented – Key findings that informed the HFE/UE validation testing protocol	Im Kapitel 3.5 haben wir die heuristische Evaluation und den Cognitive Walk-through als Methoden der formativen Evaluation vorgestellt. Ebenfalls eignen sich Usability-Tests bereits entwicklungsbegleitend mit wenigen Benutzern, um frühzeitig tatsächliche Benutzungsfehler zu identifizieren und beseitigen zu können.
6. Validation testing – Rationale for test type selected (i.e., simulated use or clinical evaluation) – Number and type of test participants and rationale for how they represent the intended user populations – Test goals, critical tasks and use scenarios studied – Technique for capturing unanticipated use errors – Definition of performance failures	Auf alle diese Punkte geht das beschriebene Vorgehen in Kapitel 3.6 ein, einschließlich ... – Begründung für Testumgebung, – Anzahl und Typ der Benutzer, – Akzeptanzkriterien, – untersuchte Benutzungsszenarien, – Vorgaben zur Dokumentation von Benutzungsproblemen.

3.7 Zusammenfassung

3.7.1 Dokumente

Im Verlauf des Entwicklungsprozesses entstehen folgende Dokumente bzw. Artefakte:

Tabelle 18: Übersicht über die Dokumente, die im Lauf des Prozesses entstehen

Kürzel	Beschreibung	Siehe
ZB	Zweckbestimmung mit medizinischem Zweck, Benutzerprofilen, Charakterisierung der Patienten usw.	Kapitelstruktur gemäß Kapitel 3.2.3.1 Benutzer-Profile gemäß Tabelle 8
NZ	Benutzungsszenarien mit Benutzergruppen, Kern- und Teilaufgaben, Vor- und Nachbedingungen für Kernaufgaben und erster Einschätzung, ob Gefährdungssituationen vorhersehbar sind.	Kapitel 3.2.3.2

Kürzel	Beschreibung	Siehe
ÜT	Übersichtstabelle mit Teilaufgaben, vorhersagbaren Benutzungsfehlern, Gefährdungen und Gefährdungssituationen, Merkmalen in Bezug auf Sicherheit und Risikobeherrschungsmaßnahmen sowie der Dokumentation von deren Verifizierung	Kapitel 3.3.4.2
UP	User-Interface-Spezifikation	Kapitel 3.4
VG	Vorgaben in Form zu berücksichtigender Prinzipien, allgemeiner und zielplattformspezifischer Gestaltungsregeln bzw. Style Guides	Kapitel 3.3.3.3
VP	Plan der summativen Evaluation einschließlich der Nutzungsumgebung, Charakterisierung der einzubeziehenden Benutzergruppe, Festlegung der Anzahl der Benutzer, Testinformationen, Aufgabenstellungen, Akzeptanzkriterien usw.	Testfälle gemäß Kapitel 3.6.3.1 Zeitplanung gemäß Tabelle 12
VB	Testbericht inklusive Beschreibung der tatsächlichen Teilnehmer, des Testprotokolls mit Benutzungsproblemen pro Testfall, der Auswertung der summativen Evaluation über mehrere Testfälle hinweg, der Ergebnisse und einer Zusammenfassung	Profile der tatsächlichen Teilnehmer gemäß Tabelle 13 Testprotokoll gemäß Tabelle 14 Auswertung gemäß Tabelle 15 Zusammenfassung gemäß Tabelle 16 Abschließende Beurteilung gemäß Beispiel in Kapitel 3.6.3

3.7.2 Tätigkeiten

Dazu müssen die Hersteller folgende Tätigkeiten (teilweise iterativ) durchlaufen:

Tabelle 19: Übersicht über die Aktivitäten mit jeweiligen Input- und Output-Dokumenten

Input	Tätigkeit	Output	Siehe Kapitel
	Zweckbestimmung verfassen	ZB	3.2.2.2
ZB	Nutzungsszenarien für Kernaufgaben beschreiben	NZ, ÜT	3.3.2.1
ÜT	Risiken analysieren	ÜT (ergänzt)	3.3.2.2
ÜT	Risikobeherrschungsmaßnahmen definieren	ÜT (ergänzt)	3.3.4.2
ÜT	Benutzungsschnittstelle spezifizieren	VG, UP	3.4
VG, UP, ÜT	Benutzungsschnittstelle verifizieren und entwicklungsbegleitend bewerten (formative Evaluation)	ÜT (ergänzt: letzte Spalte)	3.4.3 und 3.5.2
ZB, NZ, ÜT	Plan der summativen Evaluation (Plan für summative Evaluation) erstellen und freigeben	VP	3.6.2
VP	Benutzungsschnittstelle entwicklungsbegleitend und abschließend validieren (summative Evaluation)	VB	3.5 und 3.6

4 „Market Usability“ – Marktführerschaft durch vorbildliche Gebrauchstauglichkeit

4.1 Einleitung

4.1.1 Ziele dieses Kapitels (zusätzlich zu denen in Kapitel 3, „‚Regulatory Usability‘ – die Mindestanforderungen erfüllen“ genannten)

Im Kapitel 2.1.6 („Warum ist Usability relevant?“) nannten wir die wichtigsten Ziele einer gebrauchstauglichkeitsorientierten Entwicklung:

1) Risiken für Patienten, Benutzer und Dritte minimieren
2) Regulatorische Forderungen erfüllen und dadurch Stress im Audit und Strafen vermeiden
3) Markterfolg erzielen
4) Entwicklung effizienter gestalten
5) Konflikte und Widersprüche minimieren

4.1.2 Abgrenzung von Kapitel 3 und diesem Kapitel

Während Ihnen Kapitel 3 erklärt, wie Sie die Mindestanforderungen erfüllen und so insbesondere die beiden ersten Punkte erfüllen, besteht das Ziel dieses Kapitels darin, Ihnen aufzuzeigen, wie Sie sowohl durch innovative und nicht nur sichere, sondern wirklich gebrauchstaugliche Produkte im Markt Erfolg haben werden, als auch, wie Sie ihre Entwicklung dadurch beschleunigen, sodass Sie unnötige Iterationen sparen und Zeit für aufwendige Nachbesserungen auch nach der Entwicklung vermeiden.

Um diese Ziele zu erreichen, lernen Sie in diesem Kapitel die Methoden kennen, um Benutzungsschnittstellen zu spezifizieren, die allen Interaktionsprinzipien gerecht werden. Erst wenn Sie alle Ineffizienzen (siehe Beginn des Kapitels 3) vermeiden, nicht nur Benutzungsfehler (durch Robustheit gegen Benutzungsfehler), haben Sie ein effizientes Produkt und damit ein Benutzererlebnis geschaffen.

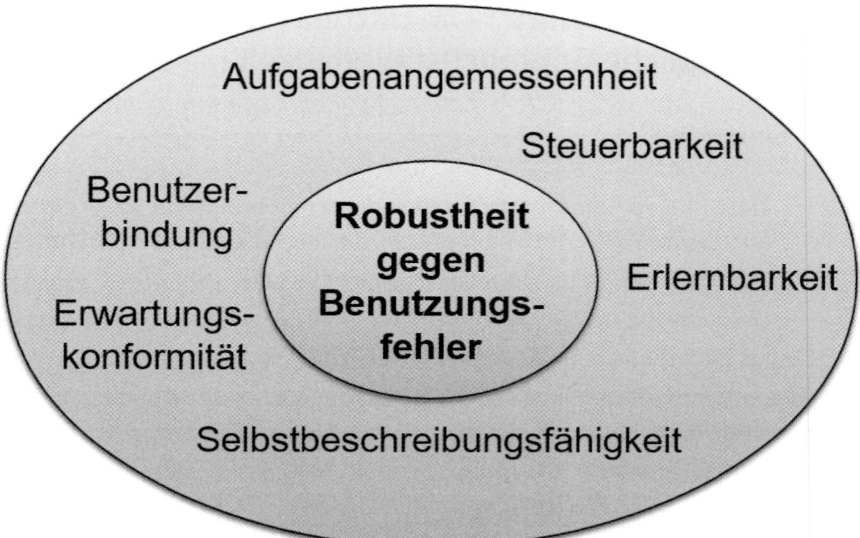

Bild 12: Wirklich gebrauchstaugliche und im Markt erfolgreiche Produkte müssen allen Interaktionsprinzipien gerecht werden, nicht nur der Robustheit gegen Benutzungsfehler, die im Fokus von Kapitel 3 stehen.

Die Autoren hoffen, dass Sie das vorangegangene Kapitel „auf den Geschmack" gebracht hat, Sie noch stärker als die Benutzer in Aufgaben denken und damit mehr erreichen möchten als „nur" fehlerrobuste Produkte.

Je mehr Energie Sie zu Beginn der Entwicklung ins Usability und Requirements Engineering investieren, desto schneller und günstiger werden Sie Ihre (Medizin-)Produkte entwickeln und im Markt erfolgreich machen.

Reibereien zwischen verschiedenen Abteilungen wie der Entwicklungsabteilung und dem Produktmanagement und scheinbar widersprüchliche Anforderungen verschiedener Kunden lassen sich durch ein systematisches Usability und Requirements Engineering ebenfalls weitgehend vermeiden. Diese entstehen auch dann, wenn zwei Benutzergruppen faktisch zwei unterschiedliche Produkte brauchen, aber nur eines bekommen. Oder wenn eine Benutzergruppe am Produkt zusätzliche Aufgaben erledigen muss, insbesondere Daten eingeben, die eine zweite Benutzergruppe benötigt.

Um dieses Ziel zu erreichen, ergänzt dieses Kapitel das vorangegangene wesentlich.

Tabelle 20: Vergleich der Inhalte dieses Kapitels mit Kapitel 3

Tätigkeiten gemäß Kapitel 3	Kapitel 4
Zweckbestimmung verfassen	Ergänzungen, z. B. das Dokumentieren von Benutzerprofilen mit Personas
–	Kontext- und Aufgabenanalyse, systematisches Ableiten von Erfordernissen und Nutzungsanforderungen
–	Nach Kernaufgaben strukturierte Anforderungen
Nutzungsszenarien für Kernaufgaben beschreiben	Zusätzlich präzise Beschreibung der Aktion-Reaktions-Paare an der Benutzungsschnittstelle
Gebrauchsbezogene Risiken analysieren	Ableiten und Spezifizieren der Bedienfunktionen (Nutzungsobjekte und Werkzeuge) einschließlich genauer Spezifikation der Merkmale in Bezug auf Sicherheit
	Ergänzende Dokumentation der Merkmale in Bezug auf Sicherheit bei der Spezifikation der Bedienfunktionen
Risikobeherrschungsmaßnahmen definieren	Keine zusätzlichen Tätigkeiten und Hinweise
User-Interface-Spezifikation erstellen	Ergänzende Hinweise zu Prototypen und Gestaltungsregeln
Benutzungsschnittstelle entwicklungsbegleitend und abschließend verifizieren	Ergänzende Hinweise zur Methodik, andere Form der Dokumentation
Plan der summativen Evaluation erstellen und freigeben	Keine zusätzlichen Tätigkeiten und Hinweise
Benutzungsschnittstelle entwicklungsbegleitend und abschließend validieren	Keine zusätzlichen Tätigkeiten und Hinweise

4.1.3 Wann Sie gemäß den Empfehlungen dieses Kapitels arbeiten sollten

Arbeiten Sie gemäß den Empfehlungen dieses Kapitels, wenn Sie professionelles Usability und Requirements Engineering betreiben wollen, um die oben bereits genannten Ziele zu erreichen. Das ist insbesondere dann der Fall, falls Sie ...

- Ihre Gebrauchstauglichkeitsakte prospektiv bzw. entwicklungsbegleitend erstellen,
- ein Unternehmensgedächtnis („Corporate Memory") aufbauen, mit dem kein Wissen über Anforderungen verloren geht und das ein wesentlicher Teil des Werts Ihrer Firma werden kann[12],
- das Anforderungsmanagement auch als Instrument der Release-Planung nutzen möchten.

Sie merken es: Dieses Kapitel ist nicht für Dünnbrettbohrer geschrieben.

4.2 Benutzungsspezifikation (Use Specification) erstellen

4.2.1 Begriffe (zusätzlich zu Kapitel 3.2.1)

Begriff	Definition	Quelle
Bestimmungsgemäßer Gebrauch	Verwendung eines Produkts in Übereinstimmung mit den in der Benutzerinformation bereitgestellten Informationen Der bestimmungsgemäße Gebrauch beinhaltet die Zweckbestimmung wie in Bild 13 und im Text diskutiert.	adaptiert aus DIN EN ISO 12100:2010, Abschnitt 3.23
Indirekter Benutzer	Personen, die typischerweise nicht mit dem Produkt direkt interagieren, aber die Arbeitsergebnisse der primären Benutzer für ihre eigene Arbeit	Adaptiert aus Curriculum CPUX-F des UXQB e. V., Version 3.15

12 Dezidierte Werkzeuge wie der ProductManager der Firma Procontext Consulting GmbH werden Ihnen auch beim Aufbau eines „Corporate Memory" nützlich sein.

Begriff	Definition	Quelle
	benötigen. Beispielsweise benötigt ein Medizincontroller für die Abrechnung eines Krankenhausaufenthalts die Beatmungsstunden, die ein anderer Benutzer im medizinischen Informationssystem erfasst hat.	
Persona	Eine beispielhafte Beschreibung eines Benutzers und was dieser bei der Benutzung eines interaktiven Systems tun möchte. Hinweis: Personas sind keine Beschreibungen real existierender Personen, sondern erfundene Beispiele eines realen Benutzers auf der Basis empirisch ermittelter Daten.	Curriculum CPUX-F des UXQB e. V., Version 3.15
Primärer Benutzer	Benutzer eines Produkts, der es bei den Aufgaben nutzt, die dem medizinischen Zweck des Produkts dienen.	Adaptiert aus Curriculum CPUX-F des UXQB e. V., Version 3.15
Sekundärer Benutzer	Benutzer eines Produkts, der es zu Wartungsaufgaben oder Schulungszwecken nutzt, z. B. Servicetechniker, die das Produkt installieren und Wartungen durchführen.	Adaptiert aus Curriculum CPUX-F des UXQB e. V., Version 3.15

Wie Sie aus Kapitel 3.2.1 wissen, hat die Zweckbestimmung bei Medizinprodukten meist einen Bezug zur Diagnose, Therapie, Linderung, Überwachung oder Vermeidung von Krankheiten, Behinderungen oder Verletzungen. Der bestimmungsgemäße Gebrauch umfasst sowohl diese (medizinische) Zweckbestimmung als auch andere vom Hersteller vorgesehene Benutzeraktionen wie Reinigen, Transportieren, „Updaten“ oder Lagern.

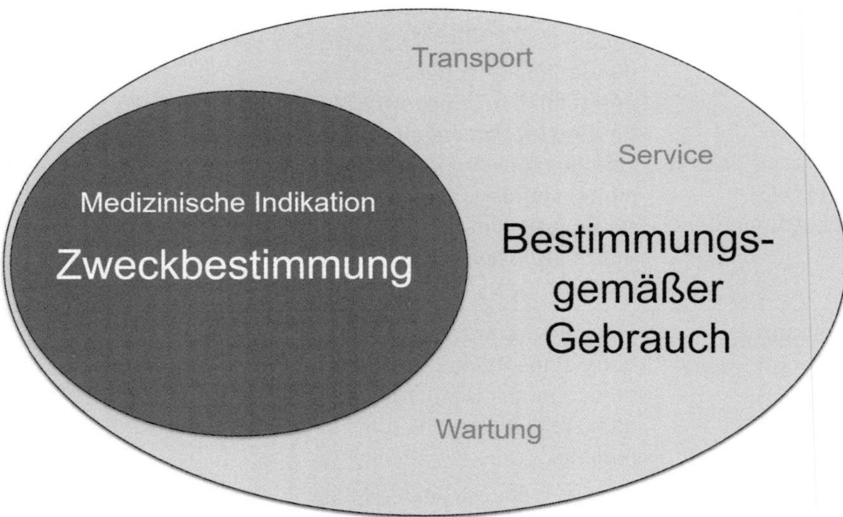

Bild 13: Abgrenzung von bestimmungsgemäßem Gebrauch und Zweckbestimmung

4.2.2 So sollten Sie vorgehen

Das Vorgehen bei der Zweckbestimmung gleicht weitgehend dem im Kapitel 3.2.2 beschriebenen, weil die Zweckbestimmung als das Fundament für die Klassifizierung des Produkts und als Input für die Risikomanagement- und Gebrauchstauglichkeitsakte immer präzise dokumentiert werden muss.

Zusätzlich zum Kapitel 3.3.2 sollten Sie am Workshop nicht nur Vertreter der primären Benutzer, sondern auch Vertreter der sekundären und ggf. indirekten Benutzergruppen beteiligen. Denken Sie dabei an:

- Service-Techniker
- Menschen, die für die Lagerung oder den Transport zuständig sind
- Menschen, die die Sterilität oder das Ablaufdatum kontrollieren müssen
- Personen, die dafür verantwortlich sind, das Produkt zu installieren oder in Betrieb zu nehmen
- Behördenvertreter, die für die Prüfung der Produkte verantwortlich sind
- Mitarbeiter, die den Einkauf, die Verwendung und die Entsorgung der Produkte dokumentieren, durchführen oder verantworten

- Personen, die Daten statistisch auswerten, die bei oder durch die Verwendung des Produkts entstehen
- Personen, die das Produkt schulen

Füllen Sie die Tabelle 7 aus. Finden Sie dann heraus, ob verschiedene Benutzergruppen gleiche Charakteristiken aufweisen. Falls dem so ist, können Sie sie entweder zusammenfassen oder die Unterschiede in weiteren Spalten ausdrücken, mit denen Sie die Tabelle 7 ergänzen, wie beispielsweise ...

- bekannte Vorlieben (z. B. Marken-Affinitäten, Delegierungsverhalten im Arbeitsalltag),
- bekannte Abneigungen (z. B. Vorurteile gegen bestimmte Technologien oder Behandlungsmethoden) oder
- bekannte Wünsche (z. B. angestrebte Work-Life-Balance, angestrebte Fachkompetenzen).

Entwickeln Sie optional und ergänzend drei Personas pro Benutzergruppe. Mithilfe dieser Archetypen können Sie überprüfen, ob Sie ein gemeinsames Verständnis der Merkmale der einzelnen Benutzergruppen haben.

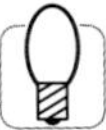

Tipp

Personas werden oft eingesetzt, um Entwicklern ein plastisches Verständnis der tatsächlichen Benutzer zu vermitteln. Dabei wird das Ziel verfolgt, dass sie den Fokus auf gebrauchstauglichere Produkte legen, dass sie die Benutzer „vor Augen haben“.

Wir warnen explizit davor, die Gestaltung von Benutzungsschnittstellen an Entwickler zu delegieren. Dies ist die Kompetenz und Aufgabe von Produktdesignern in enger Zusammenarbeit mit Usability Engineers. Die Spezifikation der Benutzungsschnittstelle muss (zumindest in einer ersten Version) vor der eigentlichen Entwicklung entstehen.

Damit sprechen wir nicht einzelnen Personen die Fähigkeit ab, beide Rollen einnehmen zu können.

4.2.3 So sollten Sie dokumentieren

Beschreiben Sie die Benutzergruppen wie in Tabelle 7, die Sie ggf. um weitere Spalten ergänzen.

Die Personas können Sie, wie in folgendem Beispiel gezeigt, zusätzlich als Illustration der Benutzergruppen in Tabelle 7 dokumentieren.

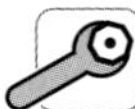

Beispiel 4.1

Beispiel 1 für eine Persona

Dr. Claus Herberger

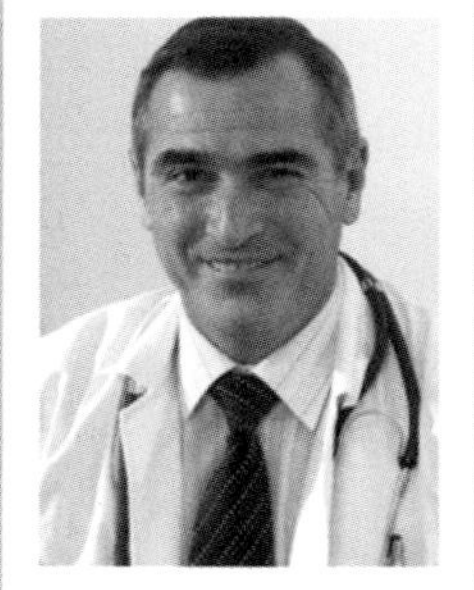

Lebensmotto: Gib Gas!

Alter: 57
Funktion: Leitet Notfallambulanz (2 Ärzte, 5 Assistenten), kümmert sich v.a. um Reanimation und Stabilisierung von Vitalfunktionen, überlässt chirurgische Aufgabe den Kollegen
Ausbildungsniveau: Medizinstudium, Promotion, Facharzt für Anästhesie, besucht gelegentlich Fachkongresse
Sprachlicher/kulturelle Hintergrund: deutsch
Eigenheiten: Cholerisch, ungeduldig, hasst Computermäuse
Geistige, physische, demographische Besonderheiten: Trägt Kontaktlinsen, ist farbenblind
Familiäres: Geschieden, lebt in Patchwork-Familie
Sonstiges: arbeitet 9-11 Stunden pro Tag
Arbeitsumfeld: Notfallambulanz eines Krankenhauses mit 400 Betten [...]
Produktkenntnisse: ...
Häufigste Tätigkeit mit Produkt:
Wichtigste Tätigkeit mit Produkt:
Seltenste Tätigkeit mit Produkt:
Typische Hindernisse beim Umgang mit dem Produkt:

Beispiel 2 für eine Persona

Ümühan Albocan

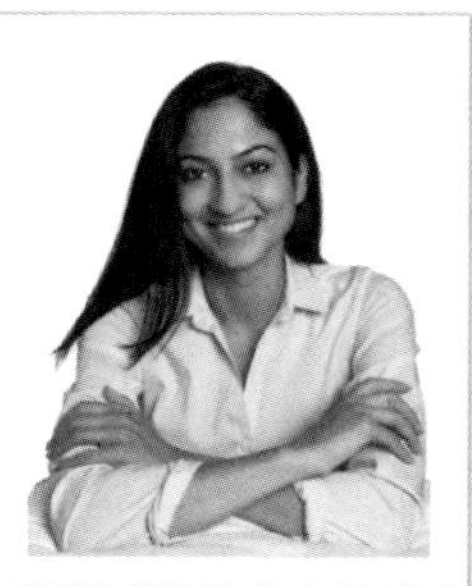

Liebe meine Patienten!

Alter: 23
Funktion: Kümmert sich darum, dass die Patienten vorbereitet sind und die Ärzte nicht warten müssen. Redet viel mit Patienten, nimmt ihnen Angst und hilft Ihnen, die richtigen Augenlinsen auszuwählen. Macht Augenvoruntersuchungen.
Ausbildungsniveau: Gymnasium, danach Ausbildung zur MTA bei Augenarzt, der sie danach in Festanstellung übernommen hat.
Sprachlicher/kulturelle Hintergrund: deutsch-türkisch
Eigenheiten: Temperamentvoll, gesprächig, einfühlsam
Geistige, physische, demographische Besonderheiten: keine
Sonstiges: arbeitet 9-11 Stunden pro Tag
Arbeitsumfeld: Große Augenarztpraxis (3 Augenärzte/innen, 8 Assistenten/Assistentinnen und Techniker/Technikerinnen
Produktkenntnisse: ...
Häufigste Tätigkeit mit Produkt:
Wichtigste Tätigkeit mit Produkt:
Seltenste Tätigkeit mit Produkt:
Typische Hindernisse beim Umgang mit dem Produkt:

Link

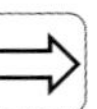

Weshalb mit dieser Vorgehensweise und Dokumentation Konformität mit den einschlägigen Regularien gegeben ist, erläutert bereits Kapitel 3.2.3.

4.3 Usability-Engineering systematisch und richtig durchführen

4.3.1 Begriffe (zusätzlich zu Kapitel 3.3.1)

Begriff	Definition	Quelle
Nutzungs-kontext-analyse	Eine Projektaktivität, die mithilfe von Kontext-interviews und/oder Beobachtungen echter Benutzer eines (bestehenden oder zukünftigen) interaktiven Systems authentische Informationen über die Kernaufgaben, Ausrüstung, soziale und physische Umgebung der jeweiligen Benutzergruppe ermittelt.	Adaptiert aus Curriculum CPUX-UR des UXQB e. V., Version 1.3
Nutzungs-kontextbe-schreibung	Die Beschreibung der Ergebnisse der Nutzungskontextanalyse. Hinweis: Das am besten geeignete Format für Nutzungskontextbeschreibungen sind einfache Freitextbeschreibungen über das, was in Kontextinterviews von Benutzern erzählt wurde, oder das, was bei Beobachtungen von Benutzern bei der Beobachtung gesehen wurde. Diese lassen sich – einerseits gut durch die Benutzer selbst überprüfen im Sinne von „haben Interviewer und Interviewter beide dasselbe verstanden“ und – andererseits im Nachgang gut in Hinblick auf enthaltene Erfordernisse analysieren.	Adaptiert aus Curriculum CPUX-UR des UXQB e. V., Version 1.3
Kontext-interview	Ein Interview mit einem repräsentativen Benutzer, das darauf abzielt, zusammenhängende Informationen über den Nutzungskontext des Benutzers zu erhalten. Hinweis: Kontextinterviews finden typischerweise als Einzelinterviews statt, um so Meinungsbildungen zwischen Benutzern gezielt zu vermeiden und stattdessen authentische Informationen aus der Perspektive des Individuums zu erhalten.	Adaptiert aus Curriculum CPUX-UR des UXQB e. V., Version 1.3

Begriff	Definition	Quelle
Teilnehmende Beobachtung	Eine Situation, in der ein Beobachter einem repräsentativen Benutzer bei der Erledigung seiner Kernaufgaben zusieht und immer (nur) dann, wenn es Klärungsbedarf gibt, Fragen stellt. Hinweis 1: Teilnehmende Beobachtungen sind als ergänzende Methode zu Kontextinterviews geeignet. Der Aufwand ist höher als bei (gut vorbereiteten) Kontextinterviews. Die Autoren dieses Buches empfehlen immer, zunächst mindestens drei Kontextinterviews pro Benutzergruppe durchzuführen und dann erst eine teilnehmende Beobachtung mit einem repräsentativen Benutzer durchzuführen. Bei einer teilnehmenden Beobachtung sollte es immer darum gehen, bereits erhobene Informationen, die man sich im Kontextinterview „nicht richtig vorstellen konnte", durch Beobachtung abzusichern. Hinweis 2: Teilnehmende Beobachtungen werden auch während der Usability-Tests eingesetzt, um Benutzungsfelder zu erkennen und damit Hinweise auf mangelnde Gebrauchstauglichkeit zu bekommen.	Adaptiert aus Curriculum CPUX-UR des UXQB e. V., Version 1.3
Erfordernis (User need)	Eine für einen Benutzer oder eine Benutzergruppe als notwendig identifizierte Voraussetzung, um ein angestrebtes Arbeitsergebnis innerhalb eines bestimmten Nutzungskontextes zu erreichen. Beispiele für Erfordernisse: Der Internist muss das Körpergewicht des Krebspatienten kennen (Voraussetzung), um die richtige Dosis des Krebsmittels bestimmen zu können (Zweck). Der Chirurg muss den histologischen Befund des entfernten Lymphknotens kennen (Voraussetzung), um entscheiden zu können (Zweck), ob er weitere Lymphknoten entfernen muss.	ISO/IEC 25064:2014
Bedürfnis („emotionales Erfordernis")	Ein bestimmter positiver emotionaler Zustand, den eine Person in einer spezifischen Situation anstrebt, sowie die notwendige Voraussetzung, die diesen Zustand in der spezifischen Situation herstellt.	Thomas Geis

Begriff	Definition	Quelle
	Beispiele für Bedürfnisse nennt Kapitel 2.1.4.8.	
Stakeholder	Individuum oder Organisation, die ein Anrecht, einen Anteil, einen Anspruch oder ein Interesse auf ein interaktives System oder an dessen Merkmalen hat, die ihren Erfordernissen und Erwartungen entsprechen. Beispiele für Stakeholder nennt Kapitel 4.3.1.2.	ISO/IEC 15288
Stakeholder-Anforderung	Eine Anforderung, die beschreibt, was aus Sicht einer Interessengruppe (Gesetzgeber, Kaufentscheider, Betreiber, Benutzer) an einem System ermöglicht werden muss, um ein oder mehrere Erfordernisse zu befriedigen. Stakeholder-Anforderungen lassen sich praxisnah unterscheiden in: – gesetzliche Anforderungen (regulatorische Anforderungen), – Marktanforderungen, – organisatorische Anforderungen, – fachliche Anforderungen, – Nutzungsanforderungen	Adaptiert aus ISO/IEC 15288
User Experience (Benutzererlebnis)	Wahrnehmungen und Reaktionen einer Person, die aus der tatsächlichen und/oder der erwarteten Benutzung eines Produkts, eines Systems oder einer Dienstleistung resultieren. Siehe Kapitel 2.1.4.7.	DIN ISO 9241-210:2019

4.3.1.1 Erfordernisse

Die Definition des Begriffs „Erfordernis" kennen Sie bereits aus der vorausgegangenen Tabelle. Eine weitere Analyse offenbart, dass sich Erfordernisse in Kategorien unterteilen lassen (Tabelle 21). Diese Unterteilung wird Ihnen hilfreich sein, weil unterschiedliche Typen von Erfordernissen zu unterschiedlichen Typen von Anforderungen führen. Beispielsweise führen die informatorischen Erfordernisse unmittelbar zu Nutzungsanforderungen, sprich, Benutzungsschnittstellen.

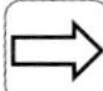

Link

Kapitel 5.2 beschreibt den Zusammenhang zwischen User Stories und Erfordernissen.

Tabelle 21: Arten von Erfordernissen

Art des Erfordernisses	Syntax	Beispiele	Anmerkung
Ressourcenerfordernis Erfordernis für das Vorhandensein von Ressourcen	Die ‹Benutzergruppe› muss ‹erforderliche Ressource› haben, um ‹Ergebnis erzielen› zu können.	Der Chirurg muss ein Skalpell, Desinfektionsmittel und eine Pinzette haben, um einen Patienten operieren zu können.	Führt zu bereitzustellenden Ressourcen für eine Aufgabenerledigung.
Informatorisches Erfordernis Erfordernis bei der Durchführung einer Aufgabe	Die ‹Benutzergruppe› muss ‹Information› wissen/kennen, um ‹Handlung/Entscheidung› durchführen/treffen zu können.	Der Internist muss den Hämoglobin-Wert des Dialyse-Patienten kennen, um die richtige EPO-Dosis verschreiben zu können.	Führt typischerweise zu Nutzungsanforderungen.
Kompetenzerfordernis Erfordernis für vorausgesetztes Wissen/Fertigkeiten für die Durchführung einer Aufgabe	Die ‹Benutzergruppe› muss ‹Kompetenz› verfügen, um ‹Aufgabe› professionell erledigen zu können.	Der Radiologie muss verschiedene Tumorformen in Schädel-CTs unterscheiden können, um für den beauftragenden Internisten eine korrekte Diagnose erstellen zu können.	Führt typischerweise zu erwerbbaren Qualifikationen.

4.3.1.2 Stakeholder-Gruppen und Stakeholder-Anforderungen

Beispiele für Stakeholder-Gruppen sind ...

- primäre Benutzer,
- sekundäre Benutzer,
- indirekte Benutzer,
- Gesetzgeber,
- Investoren,
- Betreiber,

- „Betroffene“, z. B. dadurch, dass ihre Aufgaben durch Verwendung des Produkts obsolet werden oder sich ändern,
- Patienten (mit dem Produkt diagnostizierte, therapierte, ...),
- Projektleiter, Entwickler.

Link

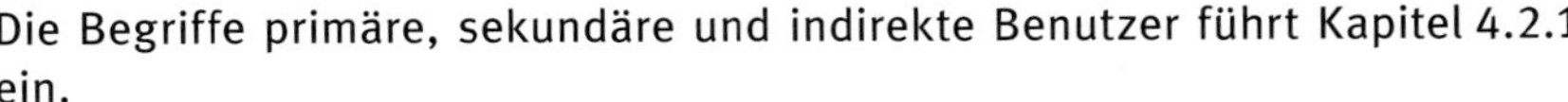

Die Begriffe primäre, sekundäre und indirekte Benutzer führt Kapitel 4.2.1 ein.

Die verschiedenen Stakeholder-Anforderungen richten sich nur teilweise an das Medizinprodukt selbst. Sie betreffen beispielsweise das Entwicklungsprojekt (z. B. Zeit und Kosten betreffend), den Markterfolg (Umsätze, Marktanteile) oder die Auswirkungen auf die eigene berufliche Situation (Aufgaben fallen weg, ändern sich oder kommen hinzu). Es lassen sich verschiedene Arten von Stakeholder-Anforderungen unterscheiden (Tabelle 22). Nicht alle dieser Stakeholder-Anforderungen führen auch zu Anforderungen an das Produkt (→ Systemanforderungen).

Tabelle 22: Arten von Stakeholder-Anforderungen

Art der Anforderung	Definition	Syntax	Beispiele
Gesetzliche Anforderung	Anforderung an das Verhalten von natürlichen und/oder rechtlichen Personen.	Die ‹natürliche/rechtliche Person› muss ‹Aktivität› oder ‹Rahmenbedingung› durchführen/sicherstellen.	Der Arbeitgeber muss regelmäßig die Arbeitsbedingungen auf Einhaltung von Arbeitssicherheitsregeln untersuchen (Arbeitsschutzgesetz).
Marktanforderung	Anforderung, die für die Kaufentscheidung entscheidend/relevant ist.	Das ‹Produkttyp› muss ‹Merkmal› haben.	Das Smartphone muss auf den ersten Blick aussehen wie ein iPhone. Das Hüftimplantat muss weniger als 90 % dessen kosten, was der Marktführer verlangt. Das PDMS muss auf Rechnern mit Windows Vista noch lauffähig sein.

Art der Anforderung	Definition	Syntax	Beispiele
Organisatorische Anforderung	Anforderung an das Verhalten von Personen oder Organisationseinheiten bei der Erbringung von Arbeitsergebnissen.	Die ‹Mitarbeitergruppe/Organisationseinheit› muss ‹Aktivität› durchführen.	Die Pflegekraft muss die Abgaben von Medikamenten für jeden Patienten mit Dosis und Zeitpunkt dokumentieren.
Fachliche Anforderung	Anforderung an die Vollständigkeit und Korrektheit eines Arbeitsergebnisses.	Das ‹Arbeitsergebnis› muss ‹Merkmal› haben.	Die Rechnung muss die Auftragsnummer des Kunden enthalten.
Nutzungsanforderung	Anforderung an die effiziente Erbringung eines Ergebnisses mit einem interaktiven System (z. B. Software).	Der ‹Benutzer› muss am System ‹Aktion› ‹eingeben/auswählen/erkennen› können ‹unter Bedingung, falls vorhanden›.	Der Benutzer muss am System bei der Vereinbarung eines Behandlungstermins (Bedingung) erkennen können, ob der Patient privatversichert oder gesetzlich versichert ist.

Eine Besonderheit stellen die Marktanforderungen dar. Sie gehen auf Bedürfnisse, d. h. auf emotionale Erfordernisse, zurück. Marktanforderungen stellen oft verkappte Systemanforderungen bzw. Systemspezifikationen dar, wenn die Benutzer formulieren, wie sie das Produkt gerne hätten.

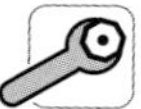

Beispiel 4.2

Die Benutzer wünschen sich ...

- eine andere farbliche Gestaltung.
- eine über die Spaltenköpfe sortierbare Tabelle.
- ein niedrigeres Gewicht des Medizinprodukts.
- die Möglichkeit, das eigene Logo anbringen zu können.

Stellen Sie bei diesen Wünschen sicher, dass ...

1) die Kunden damit tatsächlich ein emotionales Erfordernis befriedigen,
2) der „Marktanforderung" nicht eigentlich eine Nutzungsanforderung zugrunde liegt, die Sie während der Kontextanalyse übersehen haben,

3) Sie „Customer Requests“ nicht mit „Customer Requirements“ (→ Stakeholder-Anforderungen) verwechseln. Andernfalls werden Sie beginnen, „willkürlichen“ und sich scheinbar ständig ändernden Kundenwünschen hinterher zu entwickeln.

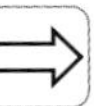

Link

Das folgende Kapitel 4.3.2 beschreibt den Prozess, mit dem Sie Erfordernisse systematisch identifizieren und draus Stakeholder-Anforderungen ableiten.

4.3.2 So sollten Sie vorgehen

In diesem Kapitel lernen Sie, wie Sie zusätzlich zur gebrauchsbezogenen Risikoanalyse diejenigen Nutzungsanforderungen identifizieren und Bedienfunktionen spezifizieren, die die Basis für die marktrelevante Usability, sprich maxmimale Effizienz und Zufriedenheit ihrer Benutzer sind.

4.3.2.1 Nutzungskontextinformationen systematisch erheben

Stellen Sie vergleichbar zu Kapitel 3.3.2 ein Team aus Produktmanagern und Risikomanager(n) zusammen. Diesmal benötigen Sie das Team aber nicht, um Kernaufgaben und Nutzungsanforderungen (im Nachhinein) zu „antizipieren“, sondern um diese systematisch mithilfe einer Nutzungskontextanalyse herzuleiten.

Identifizieren Sie im Team die Benutzergruppen. Charakterisieren Sie Ihre Benutzergruppen wie in Kapitel 3.3.2 gezeigt. Entwickeln Sie für jede dieser Benutzergruppen Leitfragen zur Durchführung von Kontextinterviews. Beispiele für Leitfragen sind:

1) Welche Aufgaben fallen für Sie im Rahmen Ihrer Zuständigkeit immer wieder an?
2) Während Sie Ihre Aufgaben erledigen, welche Personen sind mit dabei bzw. arbeiten mit Ihnen zusammen?
3) Welche konkreten Arbeitsergebnisse erstellen Sie?
4) Wann wissen Sie, dass Sie das Arbeitsergebnis (vollständig und korrekt) erzielt haben? Wie beurteilen Sie die Güte der Arbeitsergebnisse?
5) Wem geben Sie diese Arbeitsergebnisse?
6) Erzählen Sie uns zu jeder Aufgabe, was Sie da konkret machen?
7) Welche Hilfsmittel (auch Softwarepakete) verwenden Sie hierbei (auch z. B. Excel-Tabellen, die Sie sich generiert haben)?

8) Welche Informationen liefern Ihnen die Hilfsmittel und wozu nutzen Sie diese Informationen?
9) Welche Sonderfälle gibt es, die Sie auch im Griff haben müssen?
10) Was läuft immer wieder schief? Was könnte (auch im unwahrscheinlichen) Fall passieren? Welche Auswirkungen hätte das auf die Gesundheit von Patienten, Anwendern und Dritten? Ist so etwas schon einmal vorgekommen?
11) Wenn Sie drei Wünsche frei hätten in Bezug auf das, was wir hier besprochen haben, welche wäre diese? Was, glauben Sie, würde das Produkt sicherer machen?

Konkretisieren Sie im Team diese Leitfragen für den jeweiligen Nutzungskontext.

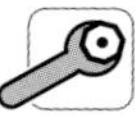

Beispiel 4.3

Die Leitfrage „Wie beurteilen Sie die Güte der Arbeitsergebnisse?“ könnte man im Nutzungskontext „Befundung von Schädel-CTs“ adaptieren in „Woher wissen Sie im Einzelfall, dass Ihre Diagnose korrekt ist?“

Achten Sie bei Ihren Leitfragen darauf, dass bei der Ergründung von Kernaufgaben die sechs typischen Elemente einer jeden Kernaufgabe adressiert werden:

1) Die jeweilige Aufgabe planen.
2) Die jeweilige Aufgabe vorbereiten.
3) Die jeweilige Aufgabe durchführen.
4) Die jeweilige Aufgabe nachbereiten.
5) Ergebnisse jeder Aufgabe bewerten.
6) Ergebnisse jeder Aufgabe weitergeben (optional).

Beispiele für Teilaufgaben nennt Ihnen Kapitel 3.3.3.1. Bild 14 in Kapitel 4.3.3.1 zeigt Ihnen, wie Sie einen Interviewfragebogen gestalten können.

Fragen Sie auch nach Gefährdungen, die dadurch entstehen, dass sich das Produkt fehlerhaft verhält, dass die Benutzer das Produkt fehlerhaft benutzen oder dass auf andere Weise Gefährdungssituationen entstehen.

Planen Sie dann für jede identifizierte Benutzergruppe drei bis fünf Kontextinterviews. Einzelinterviews, keine Gruppeninterviews! Gehen Sie von 60 bis 90 Minuten Dauer pro Interview und ca. drei Stunden Zeit für die Auswertung aus, die direkt im Anschluss erfolgen sollte.

Laden Sie die Interviewpartner ein oder besuchen Sie die Interviewpartner an ihrem Arbeitsplatz und führen Sie die Interviews. Versuchen Sie, möglichst zu zweit die Interviews zu führen, eine Person, die das Gespräch führt, und eine zweite Person, die mitschreibt. Zu zweit kommen Sie im Rahmen einer Nutzungskontextanalyse schneller zum Ziel und erzielen eine höhere Objektivität und damit auch Validität bei den gewonnenen Daten.

Dokumentieren Sie die Kontextinterviews einschließlich ...

- Datum, Uhrzeit Beginn und Uhrzeit Ende,
- Namen der Interviewer und Interviewpartner (um ggf. nachfragen zu können) sowie
- Stichpunkten zum Gesprächsverlauf, am besten bereits den Leitfragen zugeordnet. Scheuen Sie sich nicht, weitere Fragen zu stellen. Achten Sie aber darauf, dass diese Fragen idealerweise direkten Bezug zur Aufgabe haben.

Tipp

Werten Sie die Kontextinterviews direkt im Anschluss aus. Damit erreichen Sie Folgendes:

1) Das Gesprochene ist Ihnen noch präsent, auch die Dinge, die Sie nicht notieren konnten.
2) Sie laufen nicht Gefahr, die Inhalte mehrerer Interviews zu verwechseln/zu vermischen.
3) Sie können weitere Fragen, die bei der Auswertung auftreten, direkt ins nächste Kontextinterview einbauen.

Wenn Sie diesen Hinweis beherzigen und Sie den Prozess streng und systematisch befolgen, wird Ihre Lern- und Wissenskurve über den jeweiligen Kontext sehr stark steigen.

Audioaufzeichnungen können hilfreich sein, wenn Sie das Interview allein führen müssen. Allerdings muss der Interviewteilnehmer der Audioaufzeichnung explizit vorher zustimmen. Bedenken Sie jedoch, dass Interviewteilnehmer „lockerer“ sind, wenn keine Aufzeichnung läuft.

Dokumentieren Sie jedes durchgeführte Kontextinterview als Nutzungskontextbeschreibung. Strukturieren Sie dazu für jedes Kontextinterview Ihre (um durch Ihre Erinnerung ergänzten) Stichpunkte nach den Leitfragen. Diese Strukturierung ist nicht dogmatisch, hilft aber Kollegen, die bei den Kontextinterviews nicht dabei waren, einen roten Faden über Ihre empirischen Daten zu behalten.

Auch können so über Interviewpartner hinweg Beschreibungen verglichen werden.

Formulieren Sie die Nutzungskontextbeschreibungen als Freitext, der ein zusammenhängendes Bild über die wirkliche Arbeitssituation Ihrer Benutzer wiedergibt. Damit vermeiden Sie, dass Leser, die nicht beim Interview dabei waren, vermeidbare Rückfragen stellen müssen. Freitextinformationen lassen sich zudem im nächsten Schritt besser auswerten.

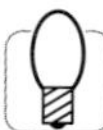

Tipp

Fassen Sie die Ergebnisse nicht zusammen, indem Sie beispielsweise „Mittelwerte“ bilden. Wenn Sie stark unterschiedliche Aussagen bekommen, ist das ein Indiz dafür, dass Sie inhomogene Benutzergruppen haben, die Sie ggf. weiter differenzieren müssen. Es könnte auch sein, dass Sie Fragen gestellt haben, die zu Antworten führen, die konkreten Wünschen an das Produkt entsprechen (à Systemanforderungen).

Bedenken Sie, dass Aussagen der Interviewpartner immer subjektiv sind. Das macht nichts. Wir können uns nicht die Benutzer „backen“. Wir können nur für die Benutzer Produkte „backen“. Je mehr verschiedene Benutzer wir interviewt haben, umso besser können wir von subjektiven Kontextinformationen auf objektive Anforderungen schließen.

4.3.2.2 Anforderungen aus Nutzungskontextinformationen ableiten

Mit diesen Kontextinformationen starten Sie den nächsten Schritt. Dieser verfolgt diese Ziele:

- Die Erfordernisse zu identifizieren.
- Daraus die Nutzungsanforderungen abzuleiten.
- Die Nutzungsanforderungen nach Kernaufgaben zu strukturieren.

4.3.2.2.1 Erfordernisse identifizieren

Doch der Reihe nach: Lesen Sie die Nutzungskontextbeschreibungen Satz für Satz sehr sorgfältig durch. Fragen Sie sich bei jedem Satz:

- Was ist die Aufgabe, die der Interviewpartner zu bewältigen hat?
- Welchen Zweck verfolgt der Interviewpartner mit der Aufgabe oder mit der geschilderten Tätigkeit?
- Welche Voraussetzungen müssen erfüllt sein, dass der Interviewpartner diesen Zweck erreichen kann?

Versuchen Sie, all diese Fragen völlig unabhängig von Ihrem Produkt oder Ihrer Vorstellung, wie Ihr Produkt beschaffen sein sollte, zu beantworten.

Falls möglich und zutreffend formulieren Sie zu jeder Aussage Erfordernisse, wobei Sie streng die Satzschablonen einhalten, die Ihnen Tabelle 21 vorschlägt. Diese folgen dem folgenden Schema:

Die ‹Rolle/Benutzergruppe› muss ‹Voraussetzung›, um ‹Zweck›.

Erforderliche **Voraussetzungen** sind typischerweise ...

- eine Ressource, die die Benutzergruppe im Nutzungskontext benötigt.
- eine spezifische Information im Nutzungskontext (führt typischerweise zu Nutzungsanforderungen an das Produkt).
- eine spezifische Kompetenz im Nutzungskontext (führt typischerweise zu Anforderungen an zugrunde zu legende(s) Qualifikation/Schulung/Training der Benutzer).

Der **Zweck** ist typischerweise eine ...

- Handlung, die durchgeführt werden muss,
- eine Entscheidung, die getroffen werden muss, oder
- ein konkretes Ergebnis, das erzielt werden muss

(ohne jemanden dabei zu gefährden).

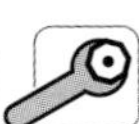

Beispiel 4.4

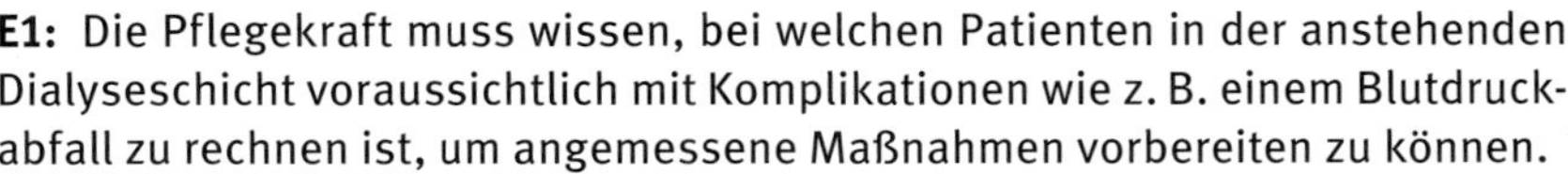

E1: Die Pflegekraft muss wissen, bei welchen Patienten in der anstehenden Dialyseschicht voraussichtlich mit Komplikationen wie z. B. einem Blutdruckabfall zu rechnen ist, um angemessene Maßnahmen vorbereiten zu können.

E2: Die Pflegekraft muss wissen, wie jedes verordnete Medikament einem Patienten verabreicht wird, um beim Patienten risikominimal die vorgesehene Wirkung zu erzielen.

E3: Der Arzt muss wissen, welche Handlung während des chirurgischen Eingriffs als Nächstes erforderlich ist (z. B. Schneiden oder Koagulieren), um das passende Instrument auswählen zu können.

Validieren Sie nun alle Erfordernisse anhand folgender Fragen:

1) Ist dieses Erfordernis tatsächlich im Kontext enthalten und nicht „erfunden“?

2) Ist das Erfordernis als Voraussetzung und Zweck formuliert, d. h. befolgt es die o. g. Formulierungsschablone und beschreibt insbesondere kein System?
3) Trifft diese Aussage für (fast) alle Vertreter der Benutzergruppe zu?

Idealerweise lassen Sie sich die Allgemeingültigkeit und Korrektheit des Erfordernisses von Ihren Interviewpartnern bestätigen.

4.3.2.2.2 Nutzungsanforderungen ableiten

Beschreiben Sie anschließend für jedes Erfordernis die sich daraus ergebenden **Nutzungsanforderungen**. Formulieren Sie die Nutzungsanforderungen gemäß folgender Satzschablone:

„Der Benutzer muss am System X können", wobei X für etwas Bestimmtes eingeben, etwas Bestimmtes auswählen oder etwas Bestimmtes erkennen/überblicken steht.

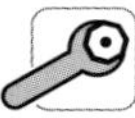

Beispiel 4.5

NA1: Der Benutzer muss am System überblicken können, welche Patienten von ihm betreut werden. (abgeleitet aus E1)

NA2: Der Benutzer muss am System überblicken können, bei welchem seiner Patienten voraussichtlich Komplikationen zu erwarten sind. (abgeleitet aus E1)

NA3: Der Benutzer muss am System bei jedem Patienten erkennen können, ob und welche Alarmgrenzen für den Blutdruck gesetzt sind und ob die Alarmierung aktiviert ist. (abgeleitet aus E1)

NA4: Der Benutzer muss am System bei jedem seiner Patienten überblicken können, ob/welche Medikationsverschreibungen vorliegen. (abgeleitet aus E2)

NA5: Der Benutzer muss am System für jedes verschriebene Medikament erkennen können, wie es verabreicht werden muss. (abgeleitet aus E2)

NA6: Der Benutzer muss am System für jedes verschriebene Medikament erkennen können, ob die Verabreichung von der üblicherweise bekannten Verabreichung abweicht („besondere Verabreichungshinweise"). (abgeleitet aus E2)

NA7: Der Benutzer muss am HF-Chirurgiegerät auswählen können, ob dieses schneiden oder koagulieren soll. (abgeleitet aus E3)

NA8: Der Benutzer muss am HF-Chirurgiegerät erkennen können, ob aktuell Schneiden oder Koagulieren ausgewählt ist. (abgeleitet aus E3)

Notieren Sie für jede Anforderung, ob ihre Erfüllung sicherheitsbezogen ist, d. h. ob Patienten, Anwender oder Dritte einen Schaden erleiden könnte, wenn sie nicht erfüllt ist. Beschreiben Sie zudem die zugehörigen Gefährdungssituationen. Übertragen Sie diese in Ihre Risikomanagementakte.

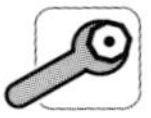

Beispiel 4.6

Bei einem Patienten-Monitoring-System muss der Benutzer am System überblicken können, bei welchen Patienten seiner Schicht voraussichtlich Komplikationen zu erwarten sind. Sonst könnte die Gefährdungssituation resultieren, dass ein Patient, der sich in der Vergangenheit eigenmächtig von Apparaturen gelöst hat, während der Schicht unbeobachtet bleibt.

Bei einem Medikamenten-Managementsystem muss der Benutzer bei jedem Medikament erkennen können, ob die Verabreichung von der üblicherweise bekannten Verabreichung abweicht (NA6). Sonst könnte die Gefährdungssituation resultieren, dass beim Patienten entweder gar keine oder eine schädigende Wirkung erreicht wird.

Bei einem HF-Chirurgiegerät muss der Benutzer erkennen können, ob aktuell Schneiden oder Koagulieren ausgewählt ist (NA8). Sonst könnte die Gefährdungssituation resultieren, dass er den Patienten versehentlich schneidet, statt Gefäße zu veröden.

Validеren Sie nun alle Nutzungsanforderungen anhand folgender Fragen:

1) Gibt es ein oder mehrere Erfordernisse, auf die die Anforderungen jeweils zurückgeführt werden können?
2) Ist die Anforderung gemäß der o. g. Formulierungsschablone beschrieben?
3) Beschreiben die Nutzungsanforderungen kein konkretes System?

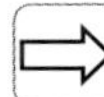

Link

Tabelle 24 zeigt Ihnen, wie Sie die Kontextinformationen, Erfordernisse und Nutzungsanforderungen einander zuordnen können.

4.3.2.3 Anforderungen nach Kernaufgaben und Teilaufgaben strukturieren

Wenn Sie Nutzungsanforderungen systematisch herleiten, werden Sie feststellen, dass es wesentlich mehr sind, als Sie erwartet haben. Das liegt in der Natur der Sache, sonst wäre eine systematische Anforderungsanalyse nicht zielführend. Erschrecken Sie nicht angesichts der Fülle von Anforderungen, die Sie finden. Diese wären Ihnen später sowieso begegnet in Form lästiger Change Requests und nicht enden wollender Kundenwünsche (Customer Requests). Diese Change Requests und Kundenwünsche werden jetzt auf das „nicht Vorhersagbare" reduziert. Sie sparen ab sofort bares Geld!

Doch wie geht man mit langen Anforderungslisten um? Ganz einfach: Sie strukturieren die Anforderungen so, dass die relevanten zu unterstützenden Aufgaben („Kernaufgaben") für Ihr Produkt werden.

Tipp

Beachten Sie, dass die Kernaufgaben nicht notwendigerweise oder nicht vollständig von Ihrem Produkt unterstützt werden (müssen). Wenn Sie sich entscheiden, eine Kernaufgabe nicht durch Ihr Produkt zu unterstützen, dann lassen Sie sie weg. Bedenken Sie aber, dass Sie dadurch Innovationspotenzial ggf. nicht ausschöpfen.

Bilden Sie einfach Gruppen von Anforderungen, die Gemeinsamkeiten aufweisen oder die in Ihrer Wahrnehmung zusammengehören.

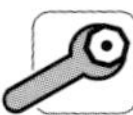

Beispiel 4.7

Schauen Sie sich Nutzungsanforderungen an, die bei der Kontextanalyse für die Benutzergruppe „Krankenpfleger" ermittelt wurden und alle Gemeinsamkeiten aufweisen:

1) Der Benutzer muss am System überblicken können, welche Medikamente nachbestellt werden müssen.
2) Der Benutzer muss am System für jedes Medikament erkennen können, bis wann dieses voraussichtlich verfügbar ist.
3) Der Benutzer muss am System Medikamente auswählen können, die nachzubestellen sind.
4) Der Benutzer muss am System auswählen können, welche Medikamente ab welchem Bestand automatisch bestellt werden sollen.

5) Der Benutzer muss am System überblicken können, welche Medikamente er in welcher Anzahl für seine Schicht verabreichen muss.

6) Der Benutzer muss am System für jedes Medikament auswählen können, in welcher Menge er dieses für seine Schicht entnommen hat.

7) Der Benutzer muss am System überblicken können, welche Patienten von ihm betreut werden.

8) Der Benutzer muss am System bei jedem seiner Patienten überblicken können, ob/welche Medikationen vorliegen.

9) Der Benutzer muss am System für jede Medikation die zugehörige Verschreibung einsehen können.

10) Der Benutzer muss am System alle bereitzustellenden Medikamente für jeden seiner Patienten überblicken können.

11) Der Benutzer muss am System für jede Medikation die erforderlichen Verabreichungshinweise erkennen können.

12) Der Benutzer muss am System für jede verabreichte Medikation den Verabreichungsweg, die Menge und den Zeitpunkt der Verabreichung auswählen können.

13) Der Benutzer muss am System Abweichungen von der Verschreibung bei der Verabreichung eingeben können.

14) Der Benutzer muss am System erkennen können, dass eine Verabreichung von der Verschreibung abweicht.

Wenn Sie sich bei dieser Gruppe von Nutzungsanforderungen fragen, was die eigentliche Aufgabe ist, die das System unterstützen muss, ergibt sich als Kernaufgabe: „Medikamente verabreichen und dokumentieren“.

Kernaufgaben bestehen typischerweise aus einem Hauptwort und einem Verb. Manchmal erscheint es trivial, die Kernaufgaben zu erkennen, aber in zahlreichen Fällen ist die Kernaufgabe unklar. Auch sollten Sie darauf achten, dass Sie nicht den Ist-Zustand, den man im Nutzungskontext ermittelt hat, als solchen „zementieren“. Oft verändern sich im Licht der erhobenen Nutzungsanforderungen Zusammenhänge, die man erst nach Anforderungsermittlung erkennt.

Ordnen Sie den Kernaufgaben bzw. Teilaufgaben (dazu später mehr) die oben genannten Nutzungsanforderungen zu. Es kann durchaus sein, dass eine Nutzungsanforderung für mehrere Kernaufgaben erfüllt sein muss. Dann ordnen Sie diese Nutzungsanforderungen mehrfach zu.

Link

Tabelle 25 in Kapitel 4.3.3.2 zeigt Ihnen ein Beispiel, wie Sie dies dokumentieren können.

Jetzt, da Sie alle Anforderungen nach Kernaufgaben strukturiert haben, ist Ihre Anforderungsspezifikation schon sehr benutzerorientiert. Es empfiehlt sich nun, für jede Kernaufgabe die Teilaufgaben zu ermitteln (vgl. auch die Beschreibungen in Kapitel 3.3.3.1).

Achten Sie darauf, dass durch die Teilaufgaben die üblichen Schritte einer Kernaufgabe abgedeckt sind (Aufgabe planen, vorbereiten, durchführen, Ergebnis bewerten und Ergebnis weitergeben (siehe Kapitel 3.3.3.1).

Wenn man die oben genannten generischen Schritte im Lichte der Nutzungsanforderungen in konkrete Teilaufgaben überführt, ergeben sich – unser Beispiel fortführend – folgende Teilaufgaben:

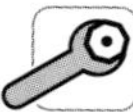

Beispiel 4.8

Kernaufgabe „Medikamente verschreiben und dies dokumentieren“:

1) Feststellen, welche Verschreibungen vorliegen.
2) Feststellen, welche der verschriebenen Medikamente vorrätig sind und welche beschafft werden müssen.
3) Die Beschaffung nicht vorrätiger Medikamente initiieren.
4) Die verschriebenen Medikamente für jeden Patienten bereitstellen.
5) Die Medikamente dem jeweiligen Patienten verabreichen.
6) Die Verabreichung beim jeweiligen Patienten dokumentieren.
7) Aufgetretene Unverträglichkeiten zur Kenntnis nehmen.

Jetzt lassen sich alle erhobenen Nutzungsanforderungen je einer der Teilaufgaben zuordnen:

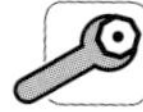

Beispiel 4.9

Kernaufgabe „Medikamente verabreichen und dies dokumentieren“:

1) Feststellen, welche Verschreibungen vorliegen
   - Der Benutzer muss am System überblicken können, welche Patienten von ihm betreut werden.

- Der Benutzer muss am System bei jedem seiner Patienten überblicken können, ob/welche Medikationen vorliegen.
- Der Benutzer muss am System für jede Medikation die zugehörige Verschreibung einsehen können.

2) Feststellen, welche der verschriebenen Medikamente vorrätig sind und welche beschafft werden müssen
   - Der Benutzer muss am System überblicken können, welche Medikamente nachbestellt werden müssen.
   - Der Benutzer muss am System für jedes Medikament erkennen können, bis wann dieses voraussichtlich verfügbar ist.

3) Die Beschaffung nicht vorrätiger Medikamente initiieren
   - Der Benutzer muss am System für ein Medikament die Bestellung initiieren können.
   - Der Benutzer muss am System auswählen können, welche Medikamente ab welchem Bestand automatisch bestellt werden sollen.

4. Die verschriebenen Medikamente für jeden Patienten bereitstellen
   - Der Benutzer muss am System überblicken können, welche Medikamente er in welcher Anzahl für seine Schicht verabreichen mus s.
   - Der Benutzer muss am System für jedes Medikament auswählen können, in welcher Menge er dieses für seine Schicht entnommen hat.

5) Die Medikamente dem jeweiligen Patienten verabreichen
   - Der Benutzer muss am System alle bereitzustellenden Medikamente für jeden seiner Patienten überblicken können.
   - Der Benutzer muss am System für jede Medikation die erforderlichen Verabreichungshinweise erkennen können.
   - Der Benutzer muss am System für jede verabreichte Medikation den Verabreichungsweg, die Menge und den Zeitpunkt der Verabreichung auswählen können.

6) Die Verabreichung beim jeweiligen Patienten dokumentieren
   - Der Benutzer muss am System Abweichungen von der Verschreibung bei der Verabreichung eingeben können.
   - Der Benutzer muss am System erkennen können, dass eine Verabreichung von der Verschreibung abweicht.

7) Aufgetretene Unverträglichkeiten zur Kenntnis nehmen
8) Aufgetretene Unverträglichkeiten dem behandelnden Arzt mitteilen

Wie Sie in dem Beispiel sehen, sind nicht bei jeder Teilaufgabe Nutzungsanforderungen enthalten. Einerseits übersieht man bei der Kontextanalyse Anforderungen. Diese gilt insbesondere für die Anforderungen, die man schon „vorher kannte“ (tragen Sie diese einfach nach); andererseits gibt es Teilaufgaben, die keiner Systemunterstützung (mit Ihrem System) bedürfen. Diese Teilaufgaben haben dann keine Nutzungsanforderungen.

Im letzten Schritt markieren Sie alle Kernaufgaben, die Anforderungen enthalten, die mit der Sicherheit der Benutzung des Systems verbunden sind. Diese Kernaufgaben sind zwingend in Benutzungsszenarien für die Gebrauchstauglichkeitsakte zu überführen.

Tipp

Risikomanager und Usability-Experten müssen gemeinsam die Risiken identifizieren und Maßnahmen zu deren Beherrschung festlegen. Der Risikomanagementprozess und der Usability-Engineering-Prozess gehen Hand in Hand.

4.3.2.4 Benutzungsszenarien als Basis für die Gestaltung des User Interface

In Kapitel 3.3.2 haben Sie bereits gelernt, wie Sie (gefährdungsbezogene) Benutzungsszenarien spezifizieren, die darauf abzielen, Benutzungsfehler zu vermeiden, bzw. entstandene Gefährdungssituationen aufgrund erfolgter Benutzungsfehler im Griff zu halten.

In diesem Kapitel lernen Sie, wie Sie Benutzungsszenarien spezifizieren, die als Grundlage für die Gestaltung eines gebrauchstauglichen User Interface geeignet sind.

Entwerfen Sie diese Benutzungsszenarien, indem Sie zuerst (wie bereits im vorausgegangenen Kapitel beschrieben) zu unterstützende Kernaufgaben in ihre Teilaufgaben zerlegen. Wie erwähnt kann es sein, dass einige Teilaufgaben keiner Systemunterstützung bedürfen.

Benutzungsszenarien beschreiben die Abfolge von Aktionen der Benutzer am System und die Reaktionen des Systems während der Erledigung jeder Teilaufgabe innerhalb einer Kernaufgabe.

Normalerweise schreiben Sie für jede Kernaufgabe genau ein Benutzungsszenario. Wenn jedoch Gefährdungssituationen identifiziert wurden, sollten Sie zwei Benutzungsszenarien schreiben. Ein Benutzungsszenario für den „korrekten Gebrauch“ (keine Gefährdungssituation betrachtet) und eines für den „inkorrekten Gebrauch“, also mit Benutzungsfehlern (vgl. Kapitel 3.3.3). Beide Benutzungsszenarien dienen als Basis für die Entwicklung der Benutzungsschnittstelle.

Für das Schreiben von Benutzungsszenarien wurde bereits in den 1990er-Jahren eine Notation entwickelt, die im Leitfaden Usability der DAkkS enthalten ist und auch im IEEE Software Magazine im Jahr 2009[13] vorgestellt wurde. In der Tabelle im folgenden Beispiel sehen Sie, wie die Notation angewendet wird.

Beispiel 4.10

Kernaufgabe: Beantworten einer E-Mail

Kontextuelle Vorbedingung(en) (Ausgangssituation): Der Benutzer hat eine oder mehrere Nachrichten erhalten, die er beantworten muss.

Nachbedingung (angestrebtes Ergebnis): Der Benutzer hat eine zu beantwortende E-Mail beantwortet und versendet.

Tabelle: Beispiel für ein Benutzungsszenario

Teilaufgaben	Aktionen	Reaktionen am User Interface	Umzusetzende Nutzungsanforderungen (NA) und Gestaltungsrichtlinien (GR)
		Initiale Handlungsleitung (nach Starten des Programms): Das System zeigt eine Liste aller eingegangenen Nachrichten an.	
1. Eingegangene Nachrichten sichten		Siehe oben: Das System zeigt eine Liste aller eingegangenen Nachrichten an.	**NA1:** Der Benutzer muss alle eingegangenen Nachrichten überblicken können.

13 Modeling Usage: Techniques and Tools, Riedemann und Freitag 2009

Teilaufgaben	**Aktionen**	**Reaktionen am User Interface**	**Umzusetzende Nutzungsanforderungen (NA) und Gestaltungsrichtlinien (GR)**
2. Entscheiden, welche Nachricht als Nächstes gelesen wird	Der Benutzer wählt eine zu beantwortende E-Mail aus.	Das System zeigt die ausgewählte E-Mail an.	**NA2:** Der Benutzer muss bei jeder eingegangenen Nachricht erkennen können, ob er diese bereits gelesen hat.
3. Die jeweilige Nachricht lesen	–/–	Das System zeigt die zu beantwortende E-Mail an.	**GR1:** Überall, wo Informationen über den Anzeigebereich des Bildschirms hinausgehen, müssen Scrollbalken verfügbar sein.
4. Entscheiden, ob man antwortet	–/–		
5. Den Antworttext schreiben	Der Benutzer gibt den Antworttext ein.	Das System zeigt die zu beantwortende E-Mail mit dem eingegebenen Antworttext an.	**NA3:** Der Benutzer muss seinen Antworttext vom Originaltext unterscheiden können.
6. Entscheiden, ob Anhänge mitgesendet werden sollen	Der Benutzer wählt eine oder mehrere Dateien als Anhang aus.	Das System zeigt die zu beantwortende E-Mail an mit dem Antworttext und den angehängten Dateien.	**NA4:** Der Benutzer muss auswählen können, welche Dateien der Nachricht angehängt werden sollen.
7. Die vollständige Nachricht vor Senden prüfen	Der Benutzer wählt „Vorschau“ aus.	Das System zeigt die Nachricht so an, wie sie später im Ordner „Gesendet“ aussehen wird.	**NA5:** Der Benutzer muss die E-Mail vor Versand so sichten können, wie sie tatsächlich beim Empfänger ankommt.

Teilaufgaben	Aktionen	Reaktionen am User Interface	Umzusetzende Nutzungsanforderungen (NA) und Gestaltungsrichtlinien (GR)
8. Die Nachricht senden	Der Benutzer wählt „Senden“ aus.	Soweit anwendbar: Das System zeigt eine Warnmeldung an, wenn im Text „Anhang“, „Datei“, „Attachment“ oder Ähnliches enthalten ist, aber keine Datei anhängt. Das System zeigt eine Statusinformation an: „Nachricht gesendet“. Das System zeigt eine Liste aller eingegangenen Nachrichten an.	**NA6:** Der Benutzer muss vor dem Versenden einer Nachricht erkennen können, ob er angekündigte Anhänge tatsächlich angehängt hat.

Das Benutzungsszenario besteht aus fünf Komponenten:

1) Eine oder mehrere kontextuelle Vorbedingung(en) und Nachbedingung(en) für die Unterstützung der jeweiligen Kernaufgabe
2) Teilaufgaben der Kernaufgabe
3) Zugeordnete Nutzungsanforderungen zu jeder Teilaufgabe (ggf. ergänzt durch umzusetzende Gestaltungsrichtlinien)
4) Aktionen des Benutzers (eingeben oder auswählen)
5) Reaktionen der Benutzungsschnittstelle nach Aktionen des Benutzers

Tragen Sie im Benutzungsszenario in der Aktionsspalte nur „beobachtbare Handlungen“ ein, also „eingeben“ oder „auswählen“. In der Reaktionsspalte spezifizieren Sie die systemseitig angebotenen handlungsleitenden Informationen im Sinne von „anzeigen“ oder „signalisieren“. Formulieren Sie daher die Aktionen der Benutzer immer gemäß der Formulierungsschablone „Der Benutzer gibt X am System ein“ bzw. „Der Benutzer wählt Y am System aus“ und die Reaktionen des Systems immer mit „Das System zeigt Z an“.

Gehen Sie beim „Befüllen" des Benutzungsszenarios in folgender Reihenfolge vor:

1) Benennen Sie die zu unterstützende Kernaufgabe (gleichzeitig Titel des Benutzungsszenarios).
2) Benennen Sie die Ausgangssituation (Vorbedingung) und das angestrebte Arbeitsergebnis (Nachbedingung).
3) Spezifizieren Sie die Teilaufgaben für die Kernaufgabe (Spalte links außen).
4) Ordnen Sie jeder Teilaufgabe die (in Kapitel 4.3.2.2) bereits erhobenen Nutzungsanforderungen zu (Spalte rechts außen).
5) Spezifizieren Sie für jede Teilaufgabe die Aktionen des Benutzers am System (auswählen oder eingeben) und die Reaktionen der Benutzungsschnittstelle (anzeigen oder signalisieren).
6) Soweit erforderlich, ergänzen Sie Gestaltungsrichtlinien, die sich bereits hier erkennen lassen.

Es ist typisch, dass man beim Spezifizieren von Benutzungsszenarien weitere Nutzungsanforderungen (und Systemanforderungen) findet, die einem vorher nicht klar waren. Dies ist eine besondere Stärke dieses Vorgehens. Nutzungsanforderungen werden so vollständig wie nur möglich „vorhersagbar", ohne dass man diese durch mühsame Diskussionen am Prototyp oder gar während eines Usability-Tests mit Benutzern herausfinden muss.

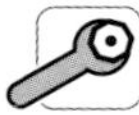

Beispiel 4.11

Kernaufgabe: Beantworten einer E-Mail

Viele E-Mail-Clients unterstützen die Teilaufgabe „Ergebnis der Aufgabe bewerten" nur unzureichend. Zahlreiche Benutzer von E-Mail-Clients schauen nach dem Versand einer E-Mail noch einmal in den „Gesendet-Ordner", um die gesendete Mail zu betrachten. Der Grund hierfür ist, dass bei den E-Mail-Clients der Schritt „Ergebnis der Aufgabe bewerten" erst nach dem Schritt „Ergebnis der Aufgabe weitergeben" ermöglicht wird.

Auch vergessen Benutzer regelmäßig, angekündigte Anhänge mitzusenden.

An diesem einfachen Beispiel sieht man, dass ein genaues Verständnis der Kernaufgabe und ihrer Teilaufgaben beim Spezifizieren der Interaktion zwischen Benutzer und System unerlässlich ist.

Die Umsetzung der Nutzungsanforderungen NA5 und NA6 im oberen Beispiel erhöht die Gebrauchstauglichkeit und das Benutzererlebnis beim E-Mail-Versenden nachhaltig.

Tipp

Menschen schätzen Teilaufgaben, die mit dem „Vorbereiten“ und „Nachbereiten“ der durchgeführten Arbeit zusammenhängen, häufig als lästig ein. Entsprechend hoch ist das Innovationspotenzial für Produkte, die auch diese vor- und nachbereitenden Schritte unterstützen. Leider konzentrieren sich zu viele Hersteller nur auf die Unterstützung der Teilaufgabe „Aufgabe durchführen“.

Befreien Sie sich von einer konkreten Vorstellung, wie die Benutzungsschnittstelle gestaltet sein müsste. Denken Sie ausschließlich in Aufgaben, an die Aktionen der Benutzer in einem abstrakten System und an die Reaktionen dieses Systems. Erfinden Sie nichts, was nicht erforderlich ist. Beschränken Sie sich auf die Aktionen und Reaktionen, die notwendig sind, um das Ziel, die Erledigung der Aufgabe, im Lichte der spezifizierten Nutzungsanforderungen zu erreichen.

Weitere Hinweise zum Dokumentieren von Benutzungsszenarien finden Sie in Kapitel 4.3.3.3.

4.3.2.5 Bedienfunktionen spezifizieren (zusätzlich zu Kapitel 3.4)

Bedienfunktionen sind immer die Nutzungsobjekte und Werkzeuge, mit denen der Benutzer interagiert, um eine konkrete Aufgabe mithilfe des Medizinprodukts zu erledigen. Es lohnt sich, bei der Spezifikation von Bedienfunktionen das Paradigma der Nutzungsobjekte und Werkzeuge stringent durchzuhalten. Nur so entsteht konsequent eine Benutzungsschnittstelle, die ...

- vollständig ist, da das systematische Denken in Nutzungsobjekten und Werkzeugen Sie zur Vollständigkeit zwingt.
- so konzipiert ist, dass sie sich konsequent der jeweiligen Aufgabe des Benutzers unterordnet und so den Benutzer effizient macht.

Nutzungsobjekte sind die „Gegenstände“, die bei der Systemnutzung für den Benutzer im Zentrum der Aufgabenerledigung stehen. „Werkzeuge“ dienen dazu, die Nutzungsobjekte zu erzeugen, zu löschen oder zu verändern.

Eine unscharfe, aber durchaus effiziente Methode, Nutzungsanforderungen in Bedienfunktionen zu überführen, ist, dass man ...

- Nutzungsanforderungen, in denen der Begriff „Erkennen/Überblicken“ enthalten ist, in Nutzungsobjekte oder (u. a. sicherheitsbezogene) Merkmale von Nutzungsobjekten überführt.

– Nutzungsanforderungen, in denen der Begriff „Auswählen“ oder „Eingeben“ enthalten ist, in Werkzeuge überführt.

Tabelle 23 illustriert das Vorgehen:

Tabelle 23: Herleiten von Bedienfunktionen aus Nutzungsanforderungen

Nutzungsanforderungen aus Abschnitt 4.3.2.1	Abgeleitete Bedienfunktionen	
	Nutzungsobjekt	Werkzeug
NA1: Der Benutzer muss am System überblicken können, welche Patienten von ihm betreut werden.	Nutzungsobjekt „Patientenliste“	noch zu spezifizieren
NA2: Der Benutzer muss am System überblicken können, bei welchen seiner Patienten voraussichtlich Komplikationen zu erwarten sind.	Nutzungsobjekt „Patientenliste“, ergänzt um Merkmal in Bezug auf Sicherheit „Wichtige Hinweise“ (bei denjenigen Patienten mit erwartbaren Komplikationen)	noch zu spezifizieren
NA3: Der Benutzer muss am System bei jedem Patienten erkennen können, ob und welche Alarmgrenzen für Vitalparameter gesetzt sind und ob die Alarmierung aktiviert ist.	Nutzungsobjekt „Patientenliste“, ergänzt um Merkmal in Bezug auf Sicherheit „Alarmgrenzen nicht gesetzt“	noch zu spezifizieren
NA4: Der Benutzer muss am System bei jedem seiner Patienten überblicken können, ob/welche Medikationsverschreibungen vorliegen.	Nutzungsobjekt „Patientenliste“, ergänzt um Merkmal „Medikationen vorliegend“ (für alle Patienten mit Verschreibungen)	noch zu spezifizieren
NA5: Der Benutzer muss am System für jedes verschriebene Medikament erkennen können, wie es verabreicht werden muss.	Nutzungsobjekt „Patient“ mit Merkmal „Medikamente“	noch zu spezifizieren

Nutzungsanforderungen aus Abschnitt 4.3.2.1	Abgeleitete Bedienfunktionen	
	Nutzungsobjekt	Werkzeug
	Für jedes Medikament „Verabreichungshinweise anzeigen“ (beim jeweiligen Medikament)	
NA6: Der Benutzer muss am System für jedes verschriebene Medikament erkennen können, ob die Verabreichung von der üblicherweise bekannten Verabreichung abweicht („besondere Verabreichungshinweise“).	Nutzungsobjekt „Patient“, ergänzt um Merkmal in Bezug auf Sicherheit „Besondere Verabreichungshinweise beachten“ (beim betroffenen Medikament)	noch zu spezifizieren
NA7: Der Benutzer muss am HF-Chirurgiegerät auswählen können, ob dieses schneiden oder koagulieren soll.	noch zu spezifizieren	Werkzeug „Behandlungsart auswählen“
NA8: Der Benutzer muss am HF-Chirurgiegerät erkennen können, ob aktuell Schneiden oder Koagulieren ausgewählt ist.		Werkzeug „Behandlungsart auswählen“, ergänzt um Merkmal „aktuell eingestellte Behandlungsart“

Die Erkenntnis, dass beim stringenten Formulieren von Benutzungsszenarien innerhalb der Beschreibung der Aktionen und Reaktionen am System die Bedienfunktionen in Form von Nutzungsobjekten und Werkzeugen systematisch „abfallen“, geht auf Wolfgang Dzida zurück. Wolfgang Dzida lehrte diesen Zusammenhang ab 2007 in seinem Seminar „User Interfaces für Anwendungssoftware – Entwurf und Prototyping“ der Deutschen Informatik-Akademie.

Wenn Sie systematisch Benutzungsszenarien gemäß Tabelle „Beispiel für ein Benutzungsszenario“ in Kapitel 4.3.2.4 dokumentieren, können Sie die Bedienfunktionen rasch erkennen: Die Spalte mit den Aktionen der Benutzer enthält die sogenannten Werkzeuge (oder auch einzelne Parameter eines der Werkzeuge), die Spalten mit den Systemreaktionen die sogenannten Nutzungsobjekte (oder auch einzelne Merkmale eines der Nutzungsobjekte).

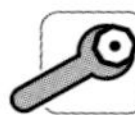

Beispiel 4.12

Im Beispiel mit der E-Mail (Tabelle „Beispiel für ein Benutzungsszenario“ in Kapitel 4.3.2.4) sind Nutzungsobjekte:

- Liste aller E-Mails
- E-Mail

Die Werkzeuge sind:

- E-Mail auswählen
- Antworttext schreiben („beantworten“)
- Vorschau anzeigen
- Datei(en) anhängen
- Senden

Setzt man jetzt Nutzungsobjekte und Werkzeuge in Bezug zueinander, so ergibt sich:

Nutzungsobjekte	**Werkzeuge**
Liste aller E-Mails	E-Mail auswählen
E-Mail	– beantworten
	– Vorschau anzeigen
	– Datei(en) anhängen
	– Senden

Beschreiben Sie alle **Nutzungsobjekte** anhand ...

- Bezeichnung
- Merkmale (einschl. Merkmale in Bezug auf Sicherheit, soweit vorhanden)
- Details zu jedem Merkmal.

Bei Nutzungsobjekten, die aus Listen bestehen, entsprechen die Merkmale den einzelnen Listenelementen (z. B. die einzelne E-Mail in der Liste der E-Mails) und die Details den Merkmalen jedes einzelnen Listenelements. Bei Nutzungsobjekten, die ein einzelnes Objekt repräsentieren, entsprechen die Merkmale den Attributen (in der Liste).

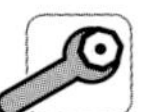

Beispiel 4.13

Bei einem DICOM-Bildbetrachter gibt es beispielsweise die Nutzungsobjekte:

- Liste aller Bilder eines Patienten

  Die Merkmale dieses Nutzungsobjekts sind die einzelnen Bilder, die Details zu den Merkmalen sind die Nummer des Bildes, die Serie oder der „Timestamp“ der Aufnahme.

- Einzelnes Bild

  Die Merkmale dieses Nutzungsobjekts sind ...

  - die Nummer des Bildes,
  - der „Timestamp“ der Aufnahme,
  - die Studie,
  - die Angabe, ob das Bild mit oder ohne Kontrastmittel gemacht wurde,
  - der Patient.

  Details zum Patienten wären dessen ...

  - Vor- und Nachname sowie
  - Geburtsdatum.

Während die Bildnummer nicht sicherheitsbezogen ist, dürfte dies beim Patienten selbst oder der Angabe zum Kontrastmittel der Fall sein, weil ein Verwechseln des Patienten oder eine Fehldiagnose zu Gefährdungen führen kann.

Bei einer Spritzenpumpe gibt es das Nutzungsobjekt „Medikament“ mit seinen Merkmalen:

- Art des Medikaments
- Gesamtmenge,
- noch vorhandene Menge und
- bereits geförderte Menge,
- Förderrate
  - Menge
  - Einheit

Die Details zu den Mengen und der Förderrate sind jeweils der Zahlenwert und seine Einheit. Die Förderrate ist gleichzeitig ein Merkmal in Bezug auf Sicherheit, weil eine Fehlinterpretation zur Gefährdung von Patienten führen kann.

Werkzeuge dienen dazu, Nutzungsobjekte zu erstellen, zu verändern oder zu löschen. An einer Benutzungsschnittstelle sind die Werkzeuge mit User-Interface-Elementen wie z. B. Buttons, Drehreglern oder bei Webanwendungen als Hyperlinks realisiert.

Beschreiben Sie alle Werkzeuge anhand von ...

- Bezeichnung (am besten als Substantiv-Verb-Kombination formulieren, z. B. „Lautstärke einstellen"),
- Parameter (soweit vorhanden),
- Parameterwerten sowie
- Merkmalen in Bezug auf Sicherheit (soweit vorhanden).

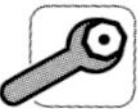

Beispiel 4.14

Für ein Nutzungsobjekt „CT-Bild" kann es Werkzeuge geben wie:

- Bild vergrößern: Der Parameter ist der Zoomfaktor, der Parameterwert z. B. 200 %.
- Bild spiegeln: Der Parameter ist die Spiegelachse, Parameterwerte sind z. B. horizontal oder vertikal.
- Objekt kennzeichnen (z. B. „Region-of-Interest"): Die Parameter sind die festlegbaren Grenzen, die das Objekt bestimmen, und eine Bezeichnung des Objekts, die der Arzt eingeben kann.
- Länge messen: Parameter sind Anfang und Ende der zu vermessenden Strecke. Parameterwerte sind die Koordinaten von Anfangspunkt und Endpunkt.

Wahrscheinlich sind alle Werkzeuge sicherheitsbezogen, da ein falscher Zoom, ein (irrtümlich) verdrehtes Bild oder eine falsche Messung zu Gefährdungen führen.

Für das Nutzungsobjekt „Text" in einem Textverarbeitungsprogramm gibt es das Werkzeug „Text formatieren" mit den Parametern Schriftart und Schriftgröße und den Parameterwerten „Arial/Courier/..." und 8 pt/10 pt/12 pt/...

Für das Nutzungsobjekt „Medikament“ bei der Spritzenpumpe gibt es das Werkzeug „Injizieren“ mit dem Parameter „Förderrate“. Das „Injizieren-Werkzeug“ ist realisiert mit einem Drehregler zum Einstellen des Parameters Förderrate.

Die Liste der Bedienfunktionen enthält alle Bedienfunktionen, die notwendig sind, um die Kernaufgaben mithilfe des Systems durchzuführen, als auch die Eigenschaften der Hauptbedienfunktionen, die der Fehlervermeidung dienen („Merkmale in Bezug auf Sicherheit“).

Legen Sie für jede dieser Hauptbedienfunktionen die **Merkmale in Bezug auf Sicherheit** fest. Diese Merkmale müssen überprüfbar sein. Sie lassen sich durch die gebrauchsbezogene Risikoanalyse, wie in Kapitel 3.3.3.2 beschrieben, systematisch identifizieren.

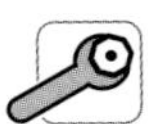

Beispiel 4.15

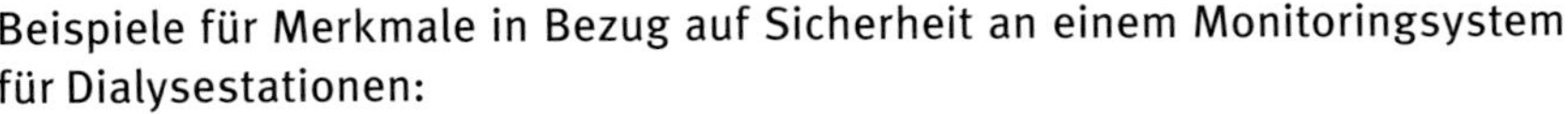

Beispiele für Merkmale in Bezug auf Sicherheit an einem Monitoringsystem für Dialysestationen:

- Anzeige, bei welchen Patienten voraussichtlich Komplikationen zu erwarten sind.
- Anzeige, bei welchen Patienten notwendige Alarmgrenzen nicht gesetzt sind.
- Anzeige, bei welchen Medikamentenverschreibungen besondere Verabreichungshinweise vorliegen.

Kapitel 4.3.3.4 zeigt Ihnen, wie Sie Nutzungsobjekte (Tabelle 27) und Werkzeuge (Tabelle 28) einschließlich derer Merkmale in Bezug auf Sicherheit spezifizieren können.

4.3.2.6 Die Benutzungsschnittstelle entwickeln

Nach dem vorangegangenen Schritt haben Sie die Bedienfunktionen identifiziert und durch die vorangegangene Spezifikation von Benutzungsszenarien bereits festgelegt, wie der „Ablauf“ an der Benutzungsschnittstelle aussieht. Jetzt geht es an die eigentliche Gestaltung der Benutzungsschnittstelle.

Bei der Gestaltung der Benutzungsschnittstelle müssen Designentscheidungen angemessen getroffen werden bezüglich ...

- Auswahl der User-Interface-Elemente für die Gestaltung der Bedienfunktionen (sowohl für Hardware- als auch Softwarekomponenten),
- Bereitstellung erforderlicher Navigationsstruktur zum Auffinden von Bedienfunktionen,
- der konkreten Benennung handlungsleitender Informationen,
- der Positionierung von Steuerelementen und Informationen,
- der Gestaltung von Meldungen und
- der Realisierung von Fehlervermeidung und Fehlermanagement.

Bei der Gestaltung der Benutzungsschnittstelle sollten Sie auf bewährte Gestaltungsrichtlinien zurückgreifen.

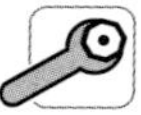

Beispiel 4.16

Genormte Gestaltungsrichtlinien für Benutzungsschnittstellen (Beispiele)

- DIN EN ISO 9241-110 „Interaktionsprinzipien" enthält die sieben Interaktionsprinzipien und über 50 Empfehlungen für deren Anwendung.
- DIN EN ISO 9241-112 „Prinzipien und Richtlinien der Informationsdarstellung" enthält die Grundsätze der Informationsdarstellung, die Gestaltgesetze und zahlreiche Empfehlungen, die über die visuelle, akustische und taktile/haptische Information hinweg gültig sind.
- DIN EN ISO 9241-125 „Richtlinien der visuellen Informationsdarstellung" enthält Empfehlungen, die spezifisch für die visuelle Darstellung von Information gültig sind.
- DIN EN ISO 9241-143 „Formulardialoge" enthält Empfehlungen für die ergonomische Gestaltung von Bildschirmformularen.
- DIN EN ISO 9241-161 „Leitfaden zu visuellen User-Interface-Elementen" enthält Empfehlungen für die gezielte Auswahl und den benutzergerechten Einsatz von User-Interface-Elementen.
- ANSI/AAMI HE75, 2009/®2013 Human factors engineering – Design of medical devices enthält neben prozessualen Empfehlungen auch produktbezogene Empfehlungen spezifisch für Benutzungsschnittstellen bei Medizinprodukten.

Gestaltungsrichtlinien von Betriebssystemherstellern:
- Apple iOS Human Interface Guidelines
- Apple OS X Human Interface Guidelines
- „Google Design“
- Microsoft Dynamics NAV 2015 User Experience Guidelines

Die Autoren empfehlen, die Benutzungsschnittstelle nur von ausgebildeten Experten gestalten zu lassen. Kapitel 4.3.2.8 nennt Ihnen die Kompetenzen, über die diese Experten verfügen sollten.

Falls Sie über diese Experten „inhouse“ nicht verfügen, beschränkt sich Ihre Rolle bei der Entwicklung der Benutzungsschnittstelle vorrangig auf die des Auftraggebers, der die Spezifikation der Gebrauchstauglichkeit vorhält und sicherstellt, dass diese durch den Auftragnehmer konsequent umgesetzt wird.

Dies geschieht insbesondere durch entwicklungsbegleitende Prüfungen (IEC 62366-1:2015 nennt diese „Zwischenbewertungen“ formative Evaluationen).

4.3.2.7 Prototypen entwickeln und formative Evaluationen durchführen

Entwicklungsbegleitenden Prüfungen sind nicht nur von vielen Regularien gefordert, sondern für Sie ein wesentliches Hilfsmittel, um Gebrauchstauglichkeitsprobleme früh zu erkennen und beheben zu können. Gemäß Standish Group, die über 8000 Projekte ausgewertet hat, sind ein mangelhaftes Usability Engineering und Requirements Engineering die eigentliche Ursache für die Mehrzahl aller Projektabbrüche sowie für verspätete und überteuerte Projekte.

Evaluieren Sie jeden Entwurf, bevor Sie mit der Implementierung des eigentlichen Produkts beginnen. Grundsätzlich sollten Sie jede Form von Entwurf der Benutzungsschnittstelle, die Sie evaluiert (verifiziert und/oder validiert) haben, dokumentieren und archivieren. Nur allzu oft werden Konzepte und Entwürfe aus der Vergangenheit zu einem späteren Zeitpunkt wieder aufgegriffen. Aus jedem erarbeiteten Entwurf der Benutzungsschnittstelle wurden Erkenntnisse gewonnen (z. B. Gestaltungsrichtlinien abgeleitet). Auch das Wissen darüber, was sich aus Benutzersicht nicht bewährt hat bei der Evaluation, ist wesentlich, um diese ungünstigen Gestaltungsentscheidungen zu einem späteren Zeitpunkt nicht zu wiederholen.

Um **Entwürfe** von Benutzungsschnittstellen zu verifizieren, empfiehlt sich über die Inspektion gegen Nutzungsanforderungen hinaus eine Inspektion gegen die oben beschriebenen und vom Hersteller gewählten Prinzipien, allgemeinen

Empfehlungen und konkreten Gestaltungsregeln. Mehr zur Verifizierung erfahren Sie in Kapitel 4.4.

Besonders empfehlenswert ist die entwicklungsbegleitende Evaluation der Gebrauchstauglichkeit des künftigen Produkts anhand von **Prototypen**. Kapitel 3.5 zur formativen Evaluation und Kapitel 3.6 zur summativen Evaluation geben Ihnen Hinweise dazu, wie man Produkte auf Gebrauchstauglichkeit prüft. Wir empfehlen insbesondere folgende Prototyp-Evaluationen:

- Inspektionen durch Usability-Experten, die prüfen, ob das Produkt allgemeine Gestaltungsrichtlinien befolgt
- Inspektionen in Form eines Cognitive Walk-through durch Usability-Experten, die abschätzen, ob das Produkt die Nutzungsanforderungen erfüllt und die Kernaufgaben unterstützt (siehe Kapitel 4.3.2)
- Usability-Tests (siehe Kapitel 3.5) mit repräsentativen Benutzern

Abhängig von der Art des Produkts und dem Aufwand für die Dokumentation von Prototypen bieten sich verschiedene Ausprägungen an, die man gemäß folgenden Klassifizierungen charakterisieren kann:

- Low-Fidelity- versus High-Fidelity-Prototyp

  Hier geht es darum, wie sehr der Prototyp bereits dem endgültigen Produkt entspricht. Beispiele für einen Low-Fidelity-Prototyp sind Handzeichnungen, grobe Skizzen oder schematische 3-D-Modelle. Bei einem High-Fidelity-Prototyp stimmt meist schon das Layout, bei Software wird dieser teilweise in der Zieltechnologie entwickelt.

- Papier versus digitale Prototypen (v. a. bei Software)

  Papierprototypen eignen sich als sehr frühe Prototypen, um die grobe Navigationsstruktur zu skizzieren. Erst digitale Prototypen erlauben es, System-Reaktionen zu simulieren, sind also interaktiv.

- Interaktiv versus nicht interaktiv

  Die Interaktivität ist nicht auf die Reaktion von Software auf Benutzeraktionen beschränkt. Auch ein dreidimensionales Modell wäre interaktiv, wenn man daran beispielsweise Bewegungen demonstrieren kann.

- 2-D- versus 3-D-Prototypen

  3-D-Prototypen reichen von Miniaturen (z. B. aus dem 3-D-Drucker) über einfache (Low-Fidelity-) Prototypen aus Holz oder Schaumstoff bis hin zu maßstabsgetreuen Prototypen, bei denen bereits die endgültigen Materialien verbaut sind. Insbesondere, um die Ergonomie zu prüfen, bieten sich maßstabsgetreue 3-D-Prototypen an.

Tipp

Legen Sie in Ihrem Entwicklungsplan fest, welche Prototypen in welcher Phase des Entwicklungsprozesses entwickelt und evaluiert werden müssen.

Besonders für Software-Produkte gibt es zahlreiche Prototyping-Werkzeuge. Manche bedürfen der Programmierung, bieten aber grafische Editoren an (wie z. B. HTML-Editoren, Visual Studio), andere Werkzeuge setzen keine Programmierkenntnisse voraus. Beispiele für Prototyping-Werkzeuge finden Sie in Kapitel 5.8.

4.3.2.8 Notwendige Kompetenzen von Personen, die diese Gestaltung vornehmen

Wesentlich bei der Gestaltung der Benutzungsschnittstelle ist die Kompetenz der Person/des Teams von Personen, die diese Gestaltung vornimmt.

Folgende Kompetenzen müssen bei der Person/dem Team Ihrer Benutzungsschnittstelle vorhanden sein:

1) Ausbildung und Erfahrung in der Gestaltung von Benutzungsschnittstellen
   - Für Hardwareprodukte empfehlen sich ausgebildete „Industriedesigner“.
   - Für (reine) Softwareprodukte empfehlen sich ausgebildete „Kommunikationsdesigner“.
2) Klares Verständnis und Erfahrung im Umgang mit Nutzungsanforderungen
3) Klares Verständnis und Erfahrung im Umgang mit Benutzungsszenarien
4) Umfassendes Wissen über genormte ergonomische Gestaltungsrichtlinien (und bei Software die Gestaltungsrichtlinien der Zielplattform)

Bei der oben genannten Kompetenz 1 (Gestaltung von Benutzungsschnittstellen) mangelt es allzu oft bei Herstellern an hierfür ausgebildetem Personal. In den letzten Jahren haben sich zahlreiche Unternehmen auf die Gestaltung von Benutzungsschnittstellen spezialisiert und verfügen über geeignetes Personal für die Konzeption und Realisierung von gebrauchstauglichen Benutzungsschnittstellen. Falls Ihr Unternehmen nicht über Personal mit den oben genannten Kompetenzen verfügt, raten die Autoren, die Benutzungsschnittstelle mithilfe eines externen Dienstleisters zu entwerfen.

Eine Rolle, die Sie wiederum im Unternehmen etablieren sollten, ist die des „Usability Engineers". Usability Engineers verfügen über die Kompetenzen 2, 3 und 4. Usability Engineers müssen keine ausgebildeten Designer sein, sie sind jedoch die Methodenexperten für die Herleitung von Nutzungsanforderungen und Benutzungsszenarien und für die Feststellung, ob eine Gestaltungslösung wirklich aus Benutzersicht passt. Usability Engineers sind die „Wächter des Usability-Engineering-Prozesses", die sicherstellen, dass alle Prozessergebnisse angemessen erreicht werden, und bei Widersprüchen sofort korrektiv tätig werden.

Ein Herstellerunternehmen, das nicht mindestens einen Usability Engineer in Produktmanagement und/oder Entwicklung hat, arbeitet nicht mehr zeitgemäß. Je mehr in Ihrem Unternehmen das Wissen über ergonomische Gestaltungsregeln verbreitet ist, umso höher ist die Wahrscheinlichkeit, dass Verletzungen dieser Gestaltungsregeln bemerkt werden.

Tipp

Wer am Ende schnell sein will, muss am Anfang langsam gehen. Es gibt keine Abkürzungen. Evaluieren (verifizieren und validieren) Sie die Gebrauchstauglichkeit so früh im Entwicklungsprozess wie möglich und so häufig wie notwendig.

4.3.3 So sollten Sie dokumentieren (zusätzlich zu Kapitel 3.2.3)

Zusätzlich zur Dokumentationen aus Kapitel 3 „Regulatory Usability – die Mindestanforderungen erfüllen", d. h. zusätzlich zur Zweckbestimmung, den Benutzer-Profilen, den zu unterstützenden Kernaufgaben sowie den vorhersehbaren Benutzungsfehlern, Gefährdungssituationen, Merkmalen in Bezug auf Sicherheit/Hauptbedienfunktionen sind die folgenden Dokumente als Basis für die marktrelevante Usability, sprich, die maximale Effizienz und Zufriedenstellung Ihrer Benutzer gedacht.

4.3.3.1 Kontextinformationen erheben

Um erhobene Kontextinformationen zu dokumentieren, schreiben Sie für jedes Kontextinterview die Metainformationen, die Leitfragen und die Ausführungen der interviewten Person auf. Das Dokument können Sie wie folgt gestalten:

<table>
<tr><th colspan="4">Kontextinterview</th></tr>
<tr><td>Produkt/Kontext</td><td colspan="3">EKG – Gerät für mobile Rettungseinsätze</td></tr>
<tr><td>Interviewer</td><td></td><td>Ggf. Protokoll durch</td><td></td></tr>
<tr><td>Interview-Partner
(Name oder Kürzel)</td><td></td><td>Rolle des Interview-Partners</td><td>Rettungs-
assistent</td></tr>
<tr><td>Datum Interview</td><td></td><td>Uhrzeit (von/bis)</td><td></td></tr>
<tr><td colspan="2">Leitfragen</td><td colspan="2">Ausführungen der interviewten Person</td></tr>
<tr><td colspan="2">Frage 1: In welchen Situationen müssen Sie ein EKG anlegen?</td><td colspan="2">– Hubschrauber
– Rettungswagen
– Unfallort (auch nachts/im Dunkeln)
– Jede Jahreszeit, auch Winter
– Gebirge (Höhenrettung)</td></tr>
<tr><td colspan="2">Frage 2: Woher wissen Sie, dass Sie ein EKG schreiben müssen?</td><td colspan="2">...</td></tr>
<tr><td colspan="2">...</td><td colspan="2"></td></tr>
<tr><td colspan="2"></td><td colspan="2"></td></tr>
<tr><td colspan="2">Besonderheiten im Verlauf des Interviews</td><td colspan="2"></td></tr>
<tr><td colspan="2">Weitere Informationen, ohne zugeordnete Frage</td><td colspan="2"></td></tr>
<tr><td colspan="2">Anregungen für nächstes Interview</td><td colspan="2"></td></tr>
</table>

Bild 14: Formular zur Dokumentation eines Kontextinterviews

Sie können das Dokument gemäß Bild 14 entweder während des Interviews elektronisch oder auf Papier ausfüllen (ggf. auch als Audiodatei aufzeichnen) oder noch besser durch eine zweite Person stichpunktartig ausfüllen lassen.

Formulieren Sie im Anschluss an das Kontextinterview die Stichpunkte unbedingt als zusammenhängenden Freitext. Nutzen Sie dazu das bereits erstellte (elektronische) Dokument und formulieren Sie es im Nachgang zum Kontextinterview so aus, dass eine Person, die nicht beim Kontextinterview dabei war, den Text versteht, ohne Rückfragen stellen zu müssen. Ordnen Sie die Sätze/Antworten entweder den Leitfragen oder den Fragen in Kapitel 4.3.2.1 zu. In jedem Fall führt jedes Interview zu einem Dokument. Alternativ zur Dokumentation mit einem Textverarbeitungsprogramm empfehlen sich Werkzeuge wie der ProductManager der Firma ProContext Consulting GmbH, der Sie auch bei der vollständigen Dokumentation der nächsten Schritte unterstützt.

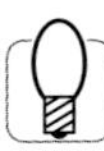

Tipp

Schätzen Sie den Wert dieser Kontextinformationen! Manchmal wird es Ihnen nicht gelingen, alle darin befindlichen Erfordernisse und Anforderungen zu erkennen oder/und in einem Produkt zu realisieren. Dieses „Corporate Memory" liefert Ihnen konkrete Anregungen für Innovationen und damit Informationen für weitere Produktversionen.

4.3.3.2 Anforderungen ableiten und Kernaufgaben identifizieren

Im nächsten Schritt ergänzen Sie die Tabelle gemäß Bild 14 um zwei weitere Spalten, eine für die Erfordernisse, eine für die Anforderungen, wie beispielhaft gezeigt in Tabelle 24.

Nummerieren Sie die Anforderungen durch. Nutzen Sie dazu die Formatvorlagen Ihres Textverarbeitungsprogramms, die die Nummern automatisch vergeben. Wenn Sie ein Werkzeug nutzen, ist dieser Schritt hinfällig. Wir empfehlen folgende Nummernkreise:

- E1: Erfordernisse
- NA1: Nutzungsanforderungen
- FA1: Fachliche Anforderungen
- OA1: Organisatorische Anforderungen
- GA1: Gesetzliche Anforderungen
- SA1: Systemanforderungen/Systemspezifikation

Tabelle 24: Dokumentation von Kontext, ermittelten Erfordernissen und abgeleiteten Anforderungen

Leitfrage	Kontextbeschreibung	Erfordernisse	Ableitbare Anforderungen
...	...	...	...
Welche Informationen fragen Ihre Kunden immer wieder bei Ihnen nach?	Herr Müller ist als Berater in IT-Projekten tätig. Sein Kalender ist sehr voll. Immer wieder fragen ihn Kunden nach Tagen, an denen er verfügbar ist, oder auch nur halben Tagen, um z. B. ein Meeting vor Ort beim Kunden machen zu können. Inzwischen pflegt Herr Müller zwei Kalender. Seinen eigenen und einen „Google-Kalender“, in den seine Kunden hineinschauen können. Dort sind nur freie Vormittage, Nachmittage und ganze Tage eingetragen. Das erspart ihm zahlreiche Rückfragen.	**E1** Der Berater muss wissen, welche Tage und halben Tage bei ihm in der Zukunft verfügbar sind, um diese gezielt an Kunden kommunizieren zu können.	**NA1** Der Benutzer muss am System verfügbare halbe und ganze Tage im Zusammenhang überblicken können.
		E2 Der Kunde muss wissen, welche Tage und halben Tage beim Berater verfügbar sind, um diese gezielt buchen zu können.	**NA2** Der Benutzer (in diesem Fall der Kunde) muss am System auswählen können, dass ein spezifischer Zeitraum, der frei ist, für ihn genutzt werden soll.

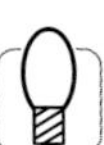

Tipp

Arbeiten Sie sehr sorgfältig bei diesem Schritt. Lesen Sie die Kontextbeschreibungen (zweite Spalte) sehr genau, wenn Sie die Erfordernisse identifizieren und daraus die Anforderungen ableiten. Validieren Sie sie anhand der in Kapitel 4.3.2 aufgestellten Regeln. Nach spätestens einer Stunde dieser hochkonzentrierten Arbeit werden Sie eine Pause benötigen.

Strukturieren Sie die Anforderungen für jede Kernaufgabe gemäß dem in Tabelle 25 gezeigten Format.

Tabelle 25: Formular zur Strukturierung von Anforderungen für jede Kernaufgabe

Kernaufgabe	Patient im Krankenhaus registrieren	
Benutzergruppe(n)	– Aufnahmekraft – Bettendisponent	
Vorbedingungen(en)	– Der ausgefüllte Antrag liegt unterschrieben vor. – Der Patient ist ansprechbar. – Die Versichertenkarte liegt vor.	
Nachbedingung(en)	– Der Patient ist im System mit allen Versichertendaten hinterlegt. – Der Patient hat eine Patienten- und eine Fall-ID. – Auf den Patienten kann in allen Abteilungssystemen zugegriffen werden.	
Varianten, Hinweise	Bei komatösen Patienten darf der Patientenname leer gelassen werden. Patienten ohne Versichertenkarte sind von Hand zu erfassen.	
Gefährdungsbezogenes Benutzungsszenario	☑ Gefährdungssituationen enthalten. ☐ Keine Gefährdungssituationen enthalten.	
Teilaufgabe	**Nutzungsanforderung**	**Sicherheitsbezogen**
1. Allgemeine Patientendaten erfassen	– NA1: Der Benutzer muss am System erkennen können, ob die Versichertenkarte erfolgreich eingelesen wurde. – NA2: Der Benutzer muss bei Patienten ohne Versichertenkarte den Namen am System eingeben können. – SA1: Das System muss die Stammdaten per HL7 als ADT^A01-Nachricht versenden.	nein

Teilaufgabe	Nutzungsanforderung	Sicherheitsbezogen
2. Vorhandene Risikopotenziale des Patienten für das Krankenhaus identifizieren	– NA3: Der Benutzer muss am System erkennen können, welche Risiken zu erfragen sind (z. B. „mitgebrachte Erreger“). – NA4: Der Benutzer muss am System erkennen können, welche Aktivität bei welchem Risiko nach der Aufnahme unmittelbar erfolgen muss. – SA2: Das System darf die Aufnahme des Patienten erst beenden, wenn alle Angaben zu Risiken systemseitig hinterlegt sind.	ja

4.3.3.3 Benutzungsszenarien für jede Kernaufgabe entwerfen

Dokumentieren Sie auch die Benutzungsszenarien für jede Kernaufgabe am besten tabellarisch (Tabelle 26), wobei Sie auf den Ergebnissen der Tabelle 25 aufsetzen. Letztere enthält bereits die Gliederung der Kernaufgabe in Teilaufgaben und eine Zuordnung der Nutzungsanforderungen zu den Teilaufgaben. Es ist nicht unüblich, dass Sie bei dieser Dokumentation auf weitere Anforderungen stoßen, die Sie ebenfalls ergänzen.

Tabelle 26: Zuordnung von Teilaufgaben, Aktionen und Reaktionen im Benutzungsszenario

Kernaufgabe	**Die Dialysemaschine für die Dialyse vorbereiten**		
Teilaufgabe	**Aktion des Benutzers: Der Benutzer ...**	**Reaktion des Systems: Das System zeigt an ...**	**Nutzungsanforderungen (NA), gesetzliche Anforderungen (GA), Systemanforderungen (SA)**
1. Maschine starten	wählt „Anschalten“ aus	– ein Einschaltgeräusch (Test des akustischen Alarms) – einen Testbildschirm – nach 2 Minuten den Text „bereit“	GA1: Der Alarm muss den Forderungen der IEC 60601-1-8 genügen
2. Schlauchsystem montieren	befestigt das Schlauchsystem	– an welchen Stellen das Schlauchsystem befestigt werden muss. – welche Verbindungen zur Dialysemaschine hergestellt werden müssen.	– NA1: Der Benutzer muss am System erkennen können, an welchen Stellen das Schlauchsystem fixiert werden muss. – NA2: Der Benutzer muss am System erkennen können, welche Verbindungen zwischen Schlauchsystem und Dialysemaschine hergestellt werden müssen.

Kernaufgabe	**Die Dialysemaschine für die Dialyse vorbereiten**		
Teilaufgabe	**Aktion des Benutzers: Der Benutzer ...**	**Reaktion des Systems: Das System zeigt an ...**	**Nutzungsanforderungen (NA), gesetzliche Anforderungen (GA), Systemanforderungen (SA)**
3. UF-Parameter eingeben	– gibt das Ultrafiltrationsvolumen ein – wählt das Behandlungsprogramm aus	– das eingegebene Volumen – das ausgewählte Programm	– NA2: Der Benutzer muss am System die UF-Parameter eingeben können. – NA3: Der Benutzer muss am System erkennen können, welche UF-Parameter für welchen Patienten eingegeben werden müssen.
1. Maschine starten	wählt „Anschalten“ aus	– ein Einschaltgeräusch (Test des akustischen Alarms) – einen Testbildschirm – nach 2 Minuten den Text „bereit“	GA1: Der Alarm muss den Forderungen der IEC 60601-1–8 genügen

4.3.3.4 Bedienfunktionen spezifizieren

Die Spalte „Aktion des Benutzers“ in Tabelle 26 hilft Ihnen, die Werkzeuge zu identifizieren, die Spalte „Reaktion des Systems“ die Nutzungsobjekte.

Verwenden Sie bei Nutzungsobjekten das in Tabelle 27 gezeigte Schema.

Beispiel: „Monitoringsystem für einen Dialysesaal“

Tabelle 27: Dokumentation von Nutzungsobjekten

Nutzungsobjekt	Merkmale	Details (zu den Merkmalen)	Merkmale in Bezug auf Sicherheit
1. Patientenliste	Jeder Patient	– Vorname – Nachname – Geburtsdatum – ...	– Anzeige, bei welchen Patienten voraussichtlich Komplikationen zu erwarten sind. – Anzeige, bei welchen Patienten notwendige Alarmgrenzen nicht gesetzt sind.
2. Patient	– Vorname – Nachname – Geburtsdatum – ...	– A–Z – A–Z – tt.mm.jjjj	Anzeige, welche konkrete Komplikation/Komplikationen zu erwarten ist/sind.
3. Medikamentenliste	Bezeichnung jedes Medikaments	keine	Anzeige, bei welchen Medikamenten besondere Verabreichungshinweise vorliegen.
4. ...			

Verwenden Sie bei Werkzeugen das in Tabelle 28 gezeigte Schema.

Tabelle 28: Dokumentation von Werkzeugen

Werkzeug	Parameter	Parameterwerte	Merkmale in Bezug auf Sicherheit
1. Details für Patient anzeigen	–/–	–/–	–/–
2. Alarmgrenzen setzen	Liste der überwachbaren Vitalparameter	Für jeden Vitalparameter – Untergrenze – Obergrenze	Anzeige der gesetzten Untergrenzen und Obergrenzen bei der letzten Dialyse
3. ...			

4.3.4 Weshalb dadurch Konformität mit den regulatorischen Forderungen gegeben ist

Bereits durch das sehr verkürzte und in Kapitel 3.3.3 beschriebene Vorgehen bei der Dokumentation lässt sich Konformität mit IEC 62366-1 begründen. Dieses Kapitel geht über deren Forderungen hinaus, indem es v. a. zeigt, wie man methodisch und systematisch Benutzungsschnittstellen „herleitet“. Hierzu bleibt die Norm sehr vage.

Den FDA-Forderungen wird das in Kapitel 3.3.3 beschriebene Vorgehen nur bedingt gerecht. Insbesondere explizit durchgeführte Nutzungskontextanalysen in Form von Kontextinterviews sind in diesem Kapitel nicht adressiert – sehr wohl hingegen bei dem in diesem Kapitel 4.3 beschriebenen Prozess. Dieser empfiehlt auch explizit entwicklungsbegleitende Prüfungen wie von der FDA und IEC 62366-1:2015 gefordert. Doch dazu mehr in den nächsten Kapiteln.

4.4 User-Interface-Spezifikation und Verifizierung der Umsetzung

Weil die User-Interface-Spezifikation ein unverzichtbares Element jeder gebrauchstauglichkeitsorientierten Entwicklung darstellt, beschreibt sie bereits das an der Erfüllung der Minimalanforderungen ausgerichtete Kapitel 3.4. Die in IEC 62366-1 benannte User-Interface-Spezifikation entspricht dem, was ISO 25065 eine „User Requirements Specification“, kurz URS, nennt. Für ein gebrauchstaugliches und marktkonformes User Interface ist die optimale Basis:

- die User Interface Spezifikation (siehe Kapitel 3.4)
- die Nutzungsanforderungen, die nach Kernaufgaben und Teilaufgaben strukturiert sind (siehe Kapitel 4.3.2.3)
- die Benutzungsszenarien (siehe Kapitel 4.3.2.4)
- die Spezifikation der Bedienfunktionen (siehe Kapitel 4.3.2.5)

4.5 Formative Evaluation

Weil die formative Evaluation ein unverzichtbares Element jeder gebrauchstauglichkeitsorientierten Entwicklung darstellt, beschreibt sie bereits das an der Erfüllung der Minimalanforderungen ausgerichtete Kapitel 3.5.

4.6 Summative Evaluation – Abschließende Bewertung der Gebrauchstauglichkeit

Weil die summative Evaluation der Gebrauchstauglichkeit ein unverzichtbares Element jeder gebrauchstauglichkeitsorientierten Entwicklung darstellt, beschreibt sie bereits das an der Erfüllung der Minimalanforderungen ausgerichtete Kapitel 3.5.

Wie bereits in den Kapiteln 4.3 und 4.4 empfohlen, sollten Sie keinesfalls nur am Ende des Entwicklungsprozesses die Gebrauchstauglichkeit validieren. Vielmehr wird Ihnen eine frühzeitige entwicklungsbegleitende formative Evaluation mithilfe von Prototypen helfen, Fehler und daraus resultierende künftige Benutzungsprobleme und Gefährdungen frühzeitig zu erkennen und zu eliminieren. Sie erinnern sich: Wer am Ende schnell sein will, muss am Anfang langsam gehen ...

4.7 Zusammenfassung

4.7.1 Dokumente

Im Verlauf des Entwicklungsprozesses entstehen folgende Dokumente bzw. Artefakte:

Tabelle 29: Zuordnung der Dokumente zu Aktivitäten während des gebrauchstauglichen Entwicklungsprozesses

Kürzel	Beschreibung	siehe
ZB	Zweckbestimmung mit medizinischem Zweck, ggf. Benutzerprofilen, Charakterisierung der Patienten usw.	Kapitelstruktur gemäß 3.2.3.1
BP	Benutzerprofile, z. B. tabellarisch, optional ergänzt durch Personas (zur Veranschaulichung der Benutzerprofile)	– Tabelle 8 – Beispiele in Kapitel 4.2.3
KI	Dokumentation des Kontextinterviews einschließlich Leitfragen und Antworten (zuerst in Stichworten, dann als Freitext)	– Tabelle 24
EA	Auswertung des Kontextinterviews mit identifizierten Erfordernissen und Nutzungsanforderungen	– Tabelle 24

Kürzel	Beschreibung	siehe
KA	Beschreibung der Kernaufgaben mit Vor- und Nachbedingungen sowie Zerlegung in Teilaufgaben und zugeordnete Nutzungsanforderungen	– Tabelle 25
NZ	Benutzungsszenarien als tabellarische Darstellung mit Aktionen der Benutzer, Reaktion des Systems, zugehörigen Nutzungsanforderungen und Merkmalen in Bezug auf Sicherheit	– Tabelle 26
NW	Spezifikation von Nutzungsobjekten und Werkzeugen	– Tabelle 27 – Tabelle 28
VG	Vorgaben in Form zu berücksichtigender Prinzipien, allgemeiner und zielplattformspezifischer Gestaltungsregeln bzw. Style Guides	
UP	UI-Spezifikation und Prototyp	
VF	Verifizierungsformular einschließlich Checklisten und Möglichkeiten der Dokumentation des Erfüllungsgrads und optional notwendiger Maßnahmen, u. a. Verifizierungs- und Falsifizierungscheckliste	**Kapitel 3.4.4.2**
MP	Entwickeltes Medizinprodukt, insbesondere Benutzungsschnittstelle	
VP	Plan der summativen Evaluation einschließlich der Nutzungsumgebung, Charakterisierung der einzubeziehenden Benutzergruppe, Festlegung der Anzahl der Benutzer, Testinformationen, Aufgabenstellungen, Akzeptanzkriterien usw.	– Tabelle 11 – Tabelle 12
VB	Bericht der summativen Evaluation inklusive Beschreibung der tatsächlichen Teilnehmer, des Testprotokolls mit Benutzungsproblemen pro Testfall, Auswertung der Validierung über mehrere Testfälle hinweg, Ergebnisse und Zusammenfassung	– Tabelle 13 – Tabelle 14 – Tabelle 15 – Tabelle 16

4.7.2 Tätigkeiten

Dazu müssen die Hersteller folgende Tätigkeiten (teilweise iterativ) durchlaufen:

Tabelle 30: Übersicht über die Aktivitäten mit jeweiligen Input- und Output-Dokumenten

Input	Tätigkeit	Output	Siehe Kapitel
ZB	Benutzerprofile definieren	BP	4.2.2
ZB, BP	Kontextinterviews vorbereiten	KI	4.3.2.1
KI	Kontextinterviews führen	KI (ausgefüllt)	4.3.2.1
KI	Kontextinformationen ergänzen	KI	4.3.2.1
KI	Erfordernisse und Nutzungsanforderungen ableiten	EA	4.3.2.2
KI	Kernaufgaben mit Vor- und Nachbedingungen beschreiben	KA	4.3.2.3
KA	Risiken analysieren und Merkmale in Bezug auf Sicherheit identifizieren und ergänzen	KA	4.3.2.5
EA, KA	Benutzungsszenarien spezifizieren	NZ	4.3.2.4
NZ	Nutzungsobjekt und Werkzeuge identifizieren und spezifizieren	NW	4.3.2.5
	Zu berücksichtigende Gestaltungsrichtlinien (Heuristiken, Prinzipien, Style Guides) festlegen	VG	
VG, NZ	Benutzungsschnittstelle spezifizieren, Prototyp entwickeln	UP	4.3.2.6
UP, VG, KA	Prototyp (entwicklungsbegleitend) evaluieren (verifizieren, validieren)	Liste an Abweichungen	4.3.2.7
VG, UP	Produkt entwickeln	MP	
KA, VG	Umsetzung der User-Interface-Spezifikation verifizieren		3.4.4.2

Input	Tätigkeit	Output	Siehe Kapitel
MP, VF, VG	User Interface entwicklungsbegleitend (formativ) evaluieren		3.5.3
ZB, NZ, KA	Plan der summativen Evaluation erstellen und freigeben	VP	– 3.6.3.1 und – 3.6.3.2
VP	User Interface abschließend (summativ) evaluieren	VB	– 3.6.3.3 bis – 3.6.3.8

5 FAQ

5.1 Wie lässt sich das Usability Engineering organisatorisch verankern?

5.1.1 Einleitung

Hersteller-Unternehmen, die erkannt haben, dass Usability Engineering sowohl die Produktqualität vorhersagbar erhöht, als auch Iterationen in späten Projektphasen auf ein Minimum reduziert und zu guter Letzt auch einen höheren Verkaufspreis und größeren Markterfolg ermöglicht, versuchen, Usability Engineering systematisch in ihren Produktlebenszyklus zu integrieren. Das folgende Bild 15 zeigt, dass es eines Veränderungsprozesses auf drei Ebenen bedarf.

5.1.2 Ebene der Unternehmensführung

Die Grundvoraussetzung für eine institutionelle Integration von Usability ist, dass die Unternehmensführung dahintersteht. Nur so ist eine Veränderung der Unternehmenskultur langfristig möglich. Die Unternehmensführung muss eine Vision entwickeln und darlegen, die den Zielzustand beschreibt, der für die eigenen Produkte aus der Perspektive der primären, sekundären und indirekten Benutzer gegeben sein soll. Des Weiteren muss die Unternehmensführung Leitlinien („Policies") darlegen, die als Grundsätze für jede Produktentwicklung gelten.

5.1.3 Infrastruktur-Ebene

Projektübergreifend muss sichergestellt sein, dass erforderliche Prozesse, Gestaltungsrichtlinien, Prozessergebnisse und qualifizierte Rollen etabliert werden. Die Etablierung dieser Infrastruktur kann neben der typischerweise bereits bestehenden „analytischen Qualitätssicherung" die „konstruktive Qualitätssicherung" durch das Qualitätsmanagement gesteuert wird. So wie es definierte Prozesse für Verifizierung und Validierung typischerweise bereits gibt, muss es genauso festgelegte Prozesse für die Ermittlung von Nutzungsanforderungen und die Spezifikation für User Interfaces geben. Insgesamt sollte für die Aufrechterhaltung der Infrastruktur die Rolle eines „Usability Engineers" im eigenen Unternehmen etabliert werden, der neben dem Aufrechterhalten der Infrastruktur für Usability auch als Berater und Coach für Projekte tätig wird. Es empfiehlt sich, hierbei Rat durch erfahrene Experten einzuholen, die vergleich bare Infrastrukturen bereits in anderen Herstellerorganisationen aufgebaut haben.

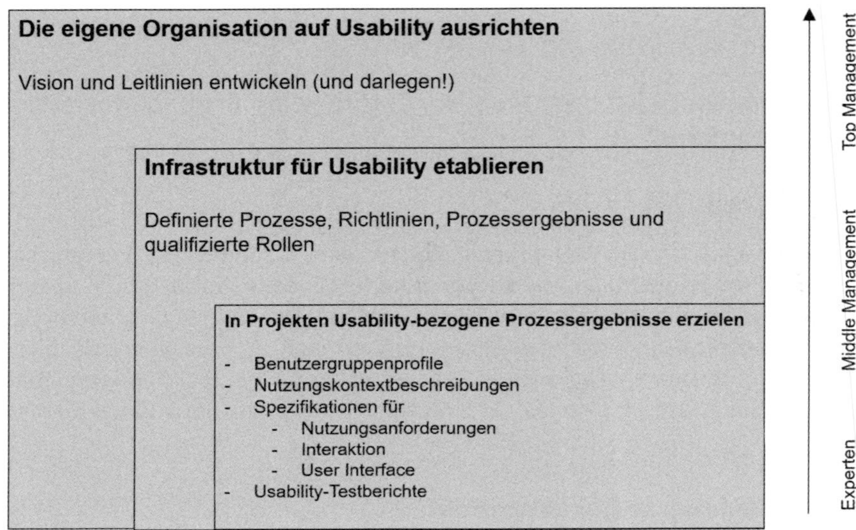

Bild 15: Prinzipielles System für die Institutionalisierung von Usability Engineering

Folgende Elemente muss eine Infrastruktur für Usability Engineering zwingend enthalten.

- **Process Owner „Usability Engineering"**

  Es muss eine Rolle im Unternehmen etabliert werden, die für die Infrastrukturebene zuständig ist. Idealerweise wird hier ein Usability Engineer tätig, der über entsprechende Erfahrung verfügt.

- **Prozesse**

  Es müssen Prozesse für Nutzungskontextanalyse, Spezifikation von Nutzungsanforderungen, gebrauchstaugliche Produktkonzeption, Usability-Verifikation und Usability-Validierung festgelegt werden. Wichtig ist hier, dass für unterschiedliche Projektkontexte angemessene Vorgehen festgelegt werden. So ist in einem Projekt „Neuentwicklung eines Produkts, das wir noch nicht im Portfolio haben" anders vorzugehen als in einem Projekt „Weiterentwicklung eines bestehenden Produkts".

- **Gestaltungsrichtlinien für User Interfaces**

  Hier muss ein Kompendium von Gestaltungsrichtlinien im Unternehmen geschaffen und gepflegt werden, die bei jeder User-Interface-Entwicklung anzuwenden sind. Nur so werden unnötige Fehlentscheidungen bei der

User-Interface-Entwicklung ausgeschlossen und gleichzeitig die richtigen Entscheidungen ohne wiederkehrende Diskussion ermöglicht. Ein solches Kompendium muss sich kontinuierlich entwickeln; jedes neue Projekt liefert neue wiederverwertbare Richtlinien.

- **Praxisnahe Dokumentenvorlagen für Projektteams**

  Jedes Projektteam fragt sich, wie es Projektergebnisse dokumentieren soll. Oft sind hierzu bereits Vorlagen im Unternehmen vorhanden, die jedoch nicht immer in der Projektpraxis funktionieren. Gute Vorlagen zeichnen sich dadurch aus, dass sie auf der Basis durchgeführter Projekte hergeleitet wurden und überzeugende Beispiele für den Inhalt enthalten. Hier ist es hilfreich, ein explizites „Lighthouse-Projekt" durchzuführen, aus dem für alle Mitarbeiter im Unternehmen ersichtlich wird, wie man wirklich vorgeht und dokumentiert.

- **Training für Mitarbeiter, die eine Usability-bezogene Rolle übernehmen**

  Kompetenz ist die Voraussetzung für professionelle Prozessdurchführung. Jeder Mitarbeiter in der Produktentwicklung, der bei der Herleitung, Gestaltung oder Evaluation von Benutzungsschnittstellen mitarbeitet, muss die Methoden hierzu kennen und üben.

- **Festgelegte Usability-bezogene Rollen in Projekten**

  Menschen unterscheiden sich bezüglich ihrer analytischen und gestaltenden Fähigkeiten. Es ist ein Irrglaube, dass „jeder alles können muss". Vor diesem Hintergrund ist es wichtig, dass man für jedes Projekt festlegt, ...

  - wer für die Kontextinformationen und Nutzungsanforderungen zuständig ist (Requirements Engineer).
  - wer für die Gestaltung von Interaktion und User Interface zuständig ist (User-Interface-Designer (Software) oder Industriedesigner (Hardware)).
  - wer für die Umsetzung des User Interface zuständig ist (FrontEnd-Developer (Software), Konstrukteur (Hardware).
  - wer für Zwischenbewertungen der Usability (formative Evaluation) und abschließende Bewertungen der Usability (summative Evaluation) zuständig ist (Usability-Tester ggf. in Personalunion mit Requirements Engineer).

5.1.4 Projektebene

Auf der Projektebene setzen die Projektmitarbeiter das um, was die Unternehmensführung einfordert und die Infrastrukturebene ermöglicht. Auf der Basis des „Training für Mitarbeiter, die eine Usability-bezogene Rolle übernehmen" (vgl. „2. Infrastrukturebene") ist eine Voraussetzung geschaffen. Jetzt gilt es, Vorgaben praktisch umzusetzen. Hier ist ein Coaching der jeweiligen Projekte durch den Usability Engineer (vgl. „2. Infrastrukturebene") bei ersten Gehversuchen unumgänglich. Auch kann das Integrieren eines externen erfahrenen Usability Engineers in das jeweilige Projekt helfen, wertvolle Zeit zu sparen.

5.2 Wie hilfreich sind User Stories?

Grundsätzlich empfiehlt es sich, zwischen Produktdefinition und Produktimplementierung zu unterscheiden.

Aus Sicht der Usability sind Kernelemente der Produktdefinition ...

- Benutzergruppen,
- zu unterstützende Kernaufgaben,
- zu befriedigende Erfordernisse und umzusetzende Nutzungsanforderungen,
- Nutzungsszenarien,
- bereitzustellende Bedienfunktionen,
- das User Interface.

Kernelemente des Managements der Produktimplementierung sind ...

- das zu implementierende „Product Backlog" (alle Systemfunktionen, die implementiert werden müssen),
- das jeweilige „Sprint Backlog" (Teile von Systemfunktionen, die in einem kurzen Zeitraum („Sprint") zu implementieren sind.

User Stories sind ein Konzept aus der agilen Produktimplementierung und in Alltagssprache und meist in kurzen Sätzen formulierte „kleine Entwicklungsaufträge", die ein Sprintbacklog definieren und in einem Sprint umsetzbar sind. Oft werden sie – mangels Produktdefinition – wie eine Mischung aus Erfordernissen und Nutzungsanforderungen formuliert:

Als ‹Rolle› möchte ich ‹Ziel/Wunsch›, um ‹Nutzen›.

Diese Formulierungsschablone erinnert an die für Erfordernisse:

Der ‹Rolle› muss ‹Voraussetzung›, um ‹Zweck›.

Allerdings ist die Formulierungsschablone für User Stories in mehrfacher Hinsicht symptomatisch für die Problematik, der viele agil arbeitende Firmen unterliegen:

– Statt valider Nutzungsforderungen stehen in den User Stories typischerweise zu entwickelnde Funktionalitäten, bei denen die zugrunde liegenden Nutzungsanforderungen unklar sind.
– Ziele und Wünsche werden gleichgesetzt. Das Zitat von Henry Ford „Hätte ich meine Kunden gefragt, was sie wollten, hätten sie gesagt, ein schnelleres Pferd'" macht offensichtlich, dass beides nicht verwechselt werden darf.
– „Ziel" differenziert nicht Erfordernisse, Nutzungsanforderung (z. B. „Medikamente am System erkennen können, die für einen Patienten kontraindiziert sind") und Systemanforderungen.
– Eine systematische Herleitung und damit die Möglichkeit einer Validierung von Benutzungs- und Systemanforderungen fehlt.

Regelmäßig, insbesondere im Behaviour Driven Development, beschreiben die Hersteller die Akzeptanzkriterien der User Stories mit Sätzen gemäß folgender Formulierungsschablone:

Angenommen ‹Vorbedingung›, wenn ‹Aktion›, dann ‹Ergebnis›.

Diese Akzeptanzkriterien sind meist auf der Ebene von Systemanforderungen bzw. Systemspezifikationen, d. h., sie beschreiben das nach außen sichtbare Verhalten eines Systems in der Regel als Reaktion auf eine Aktion von außen, z. B. eine Benutzerinteraktion.

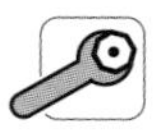

Beispiel 5.1

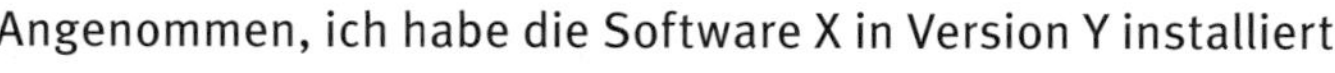

Angenommen, ich habe die Software X in Version Y installiert
UND ich habe mich im System eingeloggt,
WENN ich den Button „Daten importieren" drücke,
DANN erscheint ein Dateiauswahldialog.

Angenommen, ich habe das Beatmungsgerät gestartet
UND ich habe den Patienten daran angeschlossen,
WENN ich den Stecker ziehe,
DANN ertönt der Alarm
UND auf dem Display erscheint „Batteriebetrieb, bitte Gerät an Stromversorgung anschließen".

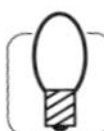

Tipp

Nutzen Sie insbesondere bei Software agile Entwicklungsprozesse! So profitieren Sie von den Vorteilen wie

- Komplexitätsreduktion,
- „ständig" lauffähige Software,
- hoher Automatisierungsgrad des Tests
- usw.

Missbrauchen Sie aber keinesfalls agile Methoden, um das systematische Erheben von Nutzungs- und Systemanforderungen durch einen iterativen Ansatz („Trial and Error") zu „ersetzen". Das ist bestenfalls uneffektiv.

Sie können aber Iterationen nutzen, um durch formative Evaluationen neue Erkenntnisse zu gewinnen und diese in einer nächsten Runde zu integrieren. Damit tragen Sie der Tatsache Rechnung, dass kein Requirements Engineer wirklich alle Nutzungsanforderungen fehlerfrei erheben kann und es keinen User-Interface-Designer gibt, der aus diesen Nutzungsanforderungen in einem einzigen Wurf das für alle Benutzergruppen optimale User Interface designen kann. Es gibt immer Optionen, Varianten und Entscheidungsspielräume, die exploriert und bewertet werden müssen.

5.3 Wie lässt sich das Zusammenspiel mit dem Risikomanagement gestalten?

Die Regularien wie die Normen und FDA-Forderungen betrachten das Thema Usability v. a. aus dem Blickwinkel der Vermeidung von Risiken durch mangelnde Gebrauchstauglichkeit. Markterfolg oder Beschleunigung der Entwicklung steht nicht im Fokus.

Daher ist es nur schlüssig, dass der Risikomanagementprozess und Usability-Engineering-Prozess („gebrauchstauglichkeitsorientierter Entwicklungsprozess") eng ineinandergreifen. Tabelle 31 zeigt Ihnen, wie Sie die verschiedenen Prozesse ineinandergreifen lassen können.

Tabelle 31: Zusammenspiel der verschiedenen Prozesse (die Ziffern beziehen sich auf die Kapitel der jeweiligen Norm)

Entwicklungsprozess	ISO 14971:2019	IEC 62366-1:2015	Kommentar
Zweckbestimmung festlegen	– 5.2 und 5.3: Zweckbestimmung und Identifizierung des vorhersehbaren Missbrauchs sowie von Merkmalen, die sich auf die Sicherheit des Medizinprodukts beziehen – 5.4: Gefährdungen identifizieren (mit einer Preliminary Hazard Analysis)	5.1 Erstellung der Benutzungsspezifikation (Use Specification)	Die „Gebrauchstauglichkeitsspezifikation“ gemäß IEC 62366, Kapitel 5.1, entspricht einer erweiterten Zweckbestimmung.
Stakeholder-Anforderungen identifizieren und Kernaufgaben beschreiben			IEC 62366-1:2015 gibt keine Hinweise zum systematischen Ableiten von Anforderungen.
Benutzungsszenarien ableiten. Dabei Merkmale in Bezug auf Sicherheit identifizieren.	5.3, 5.4: Weitere Gefährdungsanalyse	– 5.2: Ermitteln von Merkmalen des User Interfaces in Bezug auf Sicherheit und mögliche Use Errors – 5.3: Ermittlungen der Usability-bezogenen Gefährdungen und Gefährdungssituationen – 5.4: Gefährdungsbezogene Use Scenarios	

Entwicklungs-prozess	ISO 14971:2019	IEC 62366-1:2015	Kommentar
Bedienfunktionen wie Nutzungsobjekte und Werkzeuge identifizieren und spezifizieren. Merkmale in Bezug auf Sicherheit weiterverfolgen.	– 5.3, 5.4: Weitere Gefährdungs-analyse – 5.5: Erste Abschätzung der Risiken	5.6: Erstellen der User Interface Spezifikation	
Festlegung der Navigationsstruktur, Auswahl und Positionierung der Interface-Komponenten, Spezifikation der UI gemäß Vorgaben, Prototyp-Entwicklung	– 7.1: Analyse der Optionen zur Risikobeherrschung – 7.5: Weitere verursachte Gefährdungen	5.6: Erstellen der User-Interface-Spezifikation	Vorgaben: Prinzipien, allgemeine und zielplattform-spezifische Gestaltungsregeln, Style Guides. Während der Spezifikation findet eine kontinuierliche Neubewertung der Risiken statt.
Verifizierung und Validierung des Prototyps	– 5.3 bis 5.5: Überarbeitung der Risikoanalyse und -bewertung – 7.6: Weitere verursachte Gefährdungen	– 5.7.2: Planung der formativen Evaluation – 5.8: Durchführen des Designs des User Interfaces, Implementierung und formative Evaluation	Entwicklungsbegleitende Verifizierung und Validierung
Produktentwicklung (System-Architektur, Umsetzung, Tests)	– 5.3 bis 5.5: Überarbeitung der Risikoanalyse und -bewertung z. B. mit FMEA und FTA2[a] – 7.1: Weitere Analysen der Optionen darauf basierend – 7.2: Umsetzung der Maßnahmen	5.8: Durchführen des Designs des User Interfaces, Implementierung und formative Evaluation	Die FMEA und FTA setzen eine System-Architektur voraus, die ab hier vorhanden ist.

a Failure Mode and Effect Analysis (Bottom-up-Verfahren zur Gefährdungsanalyse) FTA: Fault Tree Analysis (top-down-Verfahren zur Gefährdungsanalyse)

Entwicklungs-prozess	ISO 14971:2019	IEC 62366-1:2015	Kommentar
	– 7.5: Weitere verursachte Gefährdungen		
System-Tests, Verifikation	7.3: Verifizierung der Umsetzung und Wirksamkeit der Maßnahmen	– 5.8: Durchführen des Designs des User Interface, Implementierung und formative Evaluation der summativen Evaluation – 5.9: Durchführen der summativen Evaluation der Usability des User Interface	IEC 62366:2014 differenziert nicht mehr Verifizierung und Validierung.
Validierung des Produkts	– 7.3: Verifizierung der Umsetzung und Wirksamkeit der Maßnahmen – 7.4, 7.5: Erneute Bewertung und Risiko-Nutzen-Analyse – 8. Gesamt-Risikobewertung	– 5.7.3: Planung der summativen Evaluation – 5.9: Durchführung der summativen Evaluation der Usability des User Interfaces	
Zweckbestimmung festlegen	– 5.2 und 5.3: Zweckbestimmung und Identifizierung des vorhersehbaren Missbrauchs sowie von Merkmalen, die sich auf die Sicherheit des Medizinprodukts beziehen	5.1 Erstellung der Benutzungsspezifikation (Use Specification)	Die „Gebrauchstauglichkeitsspezifikation“ gemäß IEC 62366, Kapitel 5.1, entspricht einer erweiterten Zweckbestimmung.

Entwicklungs-prozess	ISO 14971:2019	IEC 62366-1:2015	Kommentar
	– 5.4: Gefährdungen identifizieren (mit einer Preliminary Hazard Analysis)		

5.4 Wie geht man mit bereits bestehenden Benutzungsschnittstellen (UOUPs) um?

IEC 62366-1:2015 führt das Konzept der Benutzungsschnittstellen unbekannter Herkunft ein. Bei diesen UOUPs handelt es sich beispielsweise um Benutzungsschnittstellen, die

- von einem Vorgängerprodukt stammen, das vor Erscheinen der IEC 62366-1:2015 entwickelt wurde,
- vor der IEC 62366-1 entwickelt werden und wobei Teile davon jetzt verändert werden sollen (UOUP betrifft dann die nicht veränderten Teile),
- von einer Komponente stammen, die nicht als Medizinprodukt entwickelt wurde.

Auch für UOUPs müssen Sie ...

- die Benutzungsspezifikation erstellen,
- die Merkmale der Benutzungsschnittstelle in Bezug auf Sicherheit ermitteln und
- die Gefährdungen und Gefährdungssituationen identifizieren und daraus folgende Risiken analysieren sowie
- Post-Market-Informationen heranziehen, um bisher nicht identifizierte Gefährdungen zu finden und Einschätzungen der Schweregrade und Wahrscheinlichkeiten von Schäden zu verbessern.

Dafür können Sie unter der Voraussetzung, dass keine inakzeptablen und unbeherrschten Risiken existieren und alle Maßnahmen zur Risikominimierung wirksam umgesetzt sind, auf folgende Tätigkeiten verzichten:

- Erstellen einer Schnittstellenspezifikation und explizite Beschreibung der gefährdungsbezogenen Benutzungsszenarien
- Formative Evaluation der Gebrauchstauglichkeit
- Summative Evaluation der Gebrauchstauglichkeit

5.5 Wie lässt sich das Usability und Systems Engineering (Entwicklung) integrieren?

Kapitel 5.3 macht Ihnen einen Vorschlag, wie Sie die verschiedenen Prozesse, nämlich ...

- Entwicklungsprozess,
- Risikomanagementprozess und
- gebrauchstauglichkeitsorientierter Entwicklungsprozess

miteinander synchronisieren können. In diesem Kapitel geht es um die Nahtstelle zwischen Produktmanagement und Entwicklung.

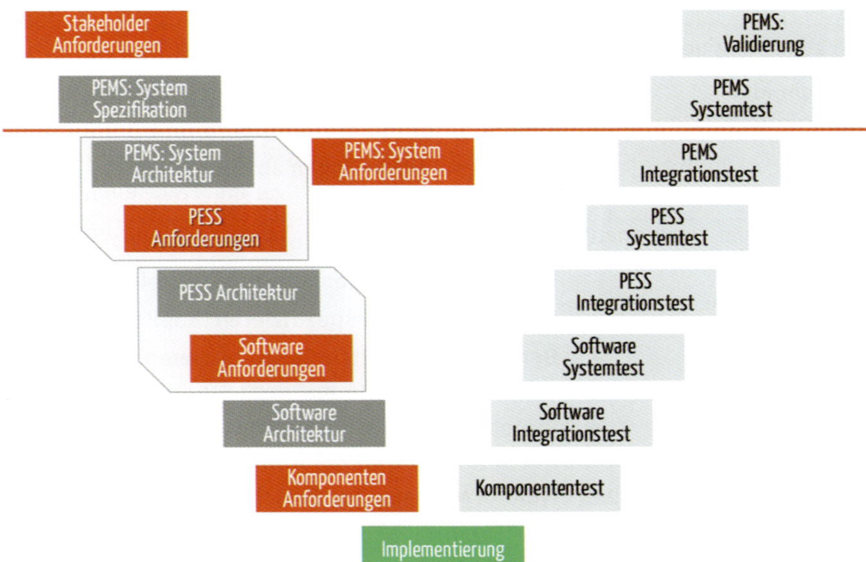

Bild 16: Tätigkeiten im Entwicklungsprozess bei aktiven Medizinprodukten

Die Tätigkeiten über der horizontalen Linie in Bild 16 obliegen dem Produktmanagement, konkret den Requirements Engineers, die die Stakeholder-Anforderungen erheben, und den Usability Engineers, die für die möglichst vollständige Spezifikation des Systems aus Blackbox-Sicht verantwortlich sind.

Die Entwickler übernehmen die möglichst präzise Spezifikation. Ihre Aufgabe besteht darin, daraus ein lauffähiges Produkt zu entwickeln. Es ist die Aufgabe der Entwicklung, die Vollständigkeit der „Design-Input-Dokumente" sicherzustellen. Zu diesen zählen:

- Die Spezifikation des Systems aus Blackbox-Sicht, z. B. die UI-Spezifikation.
- Falls die UI nicht pixelgenau vorgegeben ist, weitere Vorgaben wie zu berücksichtigende allgemeine und zielplattformspezifische Gestaltungsrichtlinien.
- Organisatorische und technische Rahmenbedingungen.

Für die Entwickler ist auch die explizite Spezifikation der Nutzungsobjekte und Werkzeuge hilfreich: Werkzeuge (z. B. „Patient verlegen“) korrespondieren meist mit Methoden/Funktionen im Code, die Nutzungsobjekte oft mit zu persistierenden Klassen/Objekten. Daher sollte ein Aspekt eines Architektur-Reviews darin bestehen, sicherzustellen, dass für alle Nutzungsobjekte und alle Werkzeuge entsprechende Software-Komponenten und Funktionen vorgesehen sind.

Systems Engineering	**Usability Engineering**
Stakeholder-Anforderungen	– Kontextinterviews führen (Kapitel 4.3.2.1) – Erfordernisse identifizieren (Kapitel 4.3.2.2.1) – Nutzungsanforderungen ableiten (Kapitel 4.3.2.2.2)
PEMS Spezifikation	– Kernaufgaben beschreiben (Kapitel 4.3.2.3) – Benutzungsszenarien entwerfen (Kapitel 4.3.2.4) – Bedienfunktionen spezifizieren (Kapitel 4.3.2.5) – Benutzungsschnittstelle spezifizieren (Kapitel 4.3.2.6) – Prototyp entwerfen und Zwischenbewertung durchführen – Weitere Hinweise zur Zwischenbewertung gibt Ihnen Kapitel 3.5.
Implementierung	Hier wird das Produkt einschließlich Benutzungsschnittstelle entwickelt.
Komponententest PESS Systemtest	Auf jeder dieser Ebenen können Sie bereits die Benutzungsschnittstelle oder Teile deren evaluieren (Hinweise zur Zwischenbewertung gibt Ihnen Kapitel 3.5).
PEMS Systemtest	Während dieser Phase können Sie die Gebrauchstauglichkeit abschließend verifizieren (Kapitel 3.5).
PEMS Validierun	Während dieser Phase können Sie die Gebrauchstauglichkeit abschließend validieren (Kapitel 4.5).

5.6 Wie hoch sind typische Aufwände für das Usability Engineering?

Usability Engineering bedeutet immer eine Kostenverschiebung „von hinten nach vorne" in Entwicklungsprojekten. Das heißt konkret, dass man bei der Anforderungsanalyse und bei der Konzeption des User Interface mehr Geld investiert, um ein Vielfaches dieser Investition bei Change Requests während der eigentlichen technischen Entwicklung und vermeidbare Überraschungen bei Usability-Verifizierung und Usability-Validierung zu sparen.

Rechnen Sie etwa wie folgt bezüglich zusätzlicher Kosten in frühen Projektphasen:

- Ein eintägiger Workshop mit dem gesamten Projektteam unter Anleitung eines Usability Engineers, um den Bedarf für Kontextinterviews mit Benutzern und die entsprechenden Leitfragen zu erarbeiten. Hier werden auch bereits die Aufgabenmodelle für das User Interface modelliert, soweit es eben das Wissen im Projekt zulässt.
- Es werden bestimmt Kontextinterviews mit fünf Benutzern nötig, die systematisch ausgewertet werden müssen (Aufwand ca. 10 PT).
- Fünf eintägige Workshops mit dem gesamten Projektteam unter Anleitung eines Usability Engineers, um einen Prototypen des User Interface zu erarbeiten, der die Interaktion mit dem System so veranschaulicht, dass denjenigen, die das User Interface auf der Zielplattform implementieren, dieses ohne substanzielle Rückfragen gelingt.
- Rechnen Sie weiterhin fünf Tage für Zwischenbewertungen mit realen Benutzern, in denen die Eignung des Prototypen früh verifiziert wird, um bei der späteren Validierung nur noch auf wirklich „nicht vorhersagbare Überraschungen" zu stoßen, so diese den auftreten.
- Die abschließende (summative) Evaluation kann aufwendiger sein. Rechnen Sie mit maximal zwei bis drei Usability-Tests (→ Validierung) pro Tag. Sie müssen pro Benutzergruppe das Medizinprodukt mit mehreren repräsentativen Benutzern prüfen (siehe Kapitel 3.5.2.1).

5.7 Wie kann man mit Ressourcenengpässen umgehen?

Sobald Sie Usability Engineering systematisch betreiben, werden Sie feststellen, dass Sie wesentlich mehr Nutzungsanforderungen entdecken, als Sie erwartet haben. Dies ist natürlich und sollte Sie nicht erschrecken. Die Anforderungsanalyse dient dazu, das Unbekannte aufzudecken, sodass Sie es in Produkte überführen, bevor es Ihre Wettbewerber tun. Doch wie umgehen mit Anforderungen, die schlichtweg nicht umsetzbar sind, da es an Ressourcen mangelt oder die Kosten nicht einplanbar sind? Die Antwort lautet hier „Release-Management". Grundsätzlich sollte die Denkrichtung sein: „Anforderungen werden nie gestrichen". Vielmehr wird ihre Umsetzung „aufgeschoben". Es kann sein, dass Sie heute Anforderungen entdecken, deren Umsetzung erst in fünf Jahren ermöglicht wird. Um bei der Anforderungsanalyse unbeschwert Anforderungen spezifizieren zu können, auch wenn bereits beim Spezifizieren klar ist, dass diese erst bei späteren Releases umgesetzt werden können, sollten alle Anforderungen zunächst die Priorität „0" haben, was einfach nur heißt: „noch nicht priorisiert".

Das folgende Priorisierungsschema für die Priorisierung von Nutzungsanforderungen ist genauso einfach wie praxistauglich:

- Umsetzungspriorität 0 – noch nicht priorisiert
- Umsetzungspriorität 1 – wird im nächsten Release umgesetzt
- Umsetzungspriorität 2 – wird im darauffolgenden Release umgesetzt
- Umsetzungspriorität 3 – wird in einem noch festzulegenden Release umgesetzt („for future consideration")
- Umsetzungspriorität 4 – out of scope (ggf. für ein anderes Produkt relevant)

Insbesondere „Umsetzungspriorität 4 – out of scope" ist interessant für das strategische Produktmanagement. Auf Basis von Nutzungsanforderungen, die im Nutzungskontext *Ihres* Produkts vorkommen, aber nicht mithilfe Ihres Produkts umgesetzt werden können, lassen sich neue innovative Produkte entwickeln, die mit Ihrem Produkt sinnvoll „koexistieren".

Es empfiehlt sich deshalb für Ihr Unternehmen, die Systematik ...

- Produktlinien (z. B. Waschen versus Spülen versus Kochen),
- Produkte (z. B. Waschmaschine),
- Produktvarianten (z. B. Waschmaschine mit Spülprogramm „schwarze Wäsche")

aufzubauen (wenn Sie diese noch nicht haben). So können Sie systematisch entlang Ihrer Anforderungslage in die Zukunft schauen und neue Produkte systematisch identifizieren und planen.

5.8 Welche Werkzeuge sind hilfreich?

5.8.1 Werkzeuge für das Usability Engineering

Für die Herleitung und das Management der Daten, die bei systematischem Usability Engineering entstehen, sind die gängigen Requirements Engineering Tools am Markt leider nicht konzipiert. Es gibt jedoch inzwischen eine Software, die spezifisch für das Usability Engineering entwickelt wurde, den ProductManager der Firma ProContext (www.procontext.de/productmanager).

Mithilfe dieses Werkzeugs lassen sich Benutzergruppen, Nutzungskontextbeschreibungen, Erfordernisse, Nutzungsanforderungen, Aufgabenmodelle, Bedienfunktionen und weitere Daten systematisch herleiten und miteinander in Bezug setzen. Prototypen können ebenfalls hinterlegt werden aus gängigen Prototyping-Werkzeugen (vgl. Kapitel 5.8.2). Der ProductManager eignet sich ebenfalls zum Erstellen von Gebrauchstauglichkeitsakten. Mithilfe einer Exportversion nach Microsoft Word sind Anforderungsdokumente immer tagesaktuell.

5.8.2 Prototyping-Werkzeuge

Prototyping-Werkzeuge dienen dazu, effizient eine User Interface interaktiv erlebbar zu machen, ohne dass hierzu auch nur eine Zeile Code geschrieben werden muss. Ständig entstehen neue Prototyping-Werkzeuge, sodass wir hier ohne Anspruch auf Vollständigkeit die uns bekannten Werkzeuge ohne Bewertung in alphabetischer Reihenfolge listen:

- Adobe XD (www.adobe.com/de/products/xd.html)
- Axure RP (www.axure.com)
- Balsamiq (www.balsamiq.com)
- Figma (www.figma.com)
- ForeUI (www.foreui.com)
- PowerPoint (www.microsoft.com)
- Sketch (www.sketch.com)

Tipp

Die Tool-Landschaft ist sehr schnelllebig. Mit den folgenden Suchbegriffen sollten Sie sich aber zu jedem Zeitpunkt einen schnellen Überblick verschaffen können:

- Prototyping Tool
- Wireframe
- Mock-up, Mockup
- Stencil

6 Anhang

6.1 Glossar – Begriffe und ihre Bedeutung

Begriff	Definition	Quelle
Abschließende Bewertung (summative Evaluation)	Bewertung der Benutzungsschnittstelle, die am Ende der Entwicklung der Benutzungsschnittstelle durchgeführt wird.	IEC 62366-1:2015
Merkmal der Benutzungsschnittstelle in Bezug auf Sicherheit	Vor der Anwendung einer Risikobeherrschungsmaßnahme: Ein Merkmal einer Bedienfunktion, das die Sicherheit des Medizinproduktes beeinträchtigen kann. Beispiel: Medikamentenverschreibung (Bedienfunktion), die eine Liste von Medikamenten enthält ohne Hinweis auf miteinander unverträgliche Medikamente Nach der Anwendung einer Risikobeherrschungsmaßnahme: Ein Merkmal einer Hauptbedienfunktion, das die Beeinträchtigung der Sicherheit des Medizinprodukts auf ein annehmbares Risiko reduziert. Beispiel: Medikamentenverschreibung (jetzt Hauptbedienfunktion), die eine Liste von Medikamenten enthält mit expliziter Anzeige miteinander unverträglicher Medikamente. Hinweis 1: Während das „Merkmal der Benutzungsschnittstelle in Bezug auf Sicherheit" zunächst eine Erkenntnis aus der Risikoanalyse ist, bei dem noch nicht (notwendigerweise) eine Risikobeherrschungsmaßnahme umgesetzt ist, ist die „Hauptbedienfunktion" mit ihren Merkmalen ein Ergebnis des Entwurfs- und Entwicklungs-Prozesses, bei der bereits alle spezifizierten Risikobeherrschungsmaßnahmen umgesetzt wurden.	Thomas Geis und Christian Johner

Begriff	Definition	Quelle
	Hinweis 2: Der Begriff „Merkmal der Benutzungsschnittstelle in Bezug auf Sicherheit“ wird in IEC 62366-1:2015 im normativen Text verwendet, jedoch ohne eine Definition. Die Autoren des vorliegenden Buches halten eine Definition für notwendig, um den Begriff gegen „Hauptbedienfunktion“ abzugrenzen.	
Bedienfunktion	Ein Steuerelement oder eine Information am Medizinprodukt, das/die erforderlich ist, um eine Kernaufgabe mit dem Medizinprodukt zu erledigen. Hinweis 1: Im Gegensatz zur „Hauptbedienfunktion“, die die „sichere Benutzung und die Effektivität“ ermöglicht, sind die Bedienfunktionen eine Obermenge, die sowohl „Effizienz“ als auch „Zufriedenstellung“ ermöglichen. Hinweis 2: Der Begriff „Bedienfunktion“ ist nicht in der IEC 62366-1:2015 definiert.	Thomas Geis und Christian Johner abgeleitet aus der Definition „Benutzungsschnittstelle“ (DIN EN ISO 9241-110:2020) und „Hauptbedienfunktion“ (IEC 62366-1:2015)
Bedürfnis („emotionales Erfordernis“)	Ein bestimmter positiver emotionaler Zustand, den eine Person in einer spezifischen Situation anstrebt, sowie die notwendige Voraussetzung, die diesen Zustand in der spezifischen Situation herstellt. Beispiele für Bedürfnisse nennt Kapitel 2.1.4.8.	Thomas Geis
Benutzer-Profil	Zusammenfassung der mentalen, physischen und demografischen Charakteristika der Benutzer-Zielgruppe. Dazu gehören auch alle besonderen Merkmale, wie z. B. berufliche Fähigkeiten und Arbeitsplatzanforderungen, die Einfluss auf entwurfsbezogene Entscheidungen haben können.	IEC 62366-1:2015
Benutzungsfehler	Handlung oder Unterlassung einer Handlung eines Benutzers bei der Benutzung des Medizinprodukts, die zu einer anderen Reaktion als die, die vom Hersteller vorgesehen ist oder vom Benutzer erwartet wird, führt.	IEC 62366-1:2015

Begriff	Definition	Quelle
Benutzungsszenario	Bestimmte Abfolge von Ereignissen und Aufgaben, die von einem bestimmten Benutzer in einer bestimmten Umgebung ausgeführt werden.	IEC 62366-1:2015
Bestimmungsgemäßer Gebrauch	Verwendung eines Produkts in Übereinstimmung mit den in der Benutzerinformation bereitgestellten Informationen	adaptiert aus DIN EN ISO 12100:2010, Abschnitt 3.23
Cognitive Walk-through	Inspektionen, bei denen der Inspektor selbst alle Kernaufgaben und Teilaufgaben am Medizinprodukt durchläuft und dabei überprüft, ob spezifizierte Anforderungen innerhalb jeder Teilaufgabe umgesetzt sind Es ist grundsätzlich möglich, einen „Cognitive Walk-through" auch durch Benutzer unter Anleitung des Inspektors durchführen zu lassen. Dies empfiehlt sich bei formativen Evaluationen, insbesondere, wenn das User Interface als Prototyp vorliegt, der eine selbstständige Aufgabenerledigung durch den Benutzer noch nicht ermöglicht. Sobald jedoch eine selbstständige Aufgabenerledigung durch den Benutzer ermöglicht wird, ist ein Usability-Test mit spezifizierten Testaufgaben methodisch vorzuziehen.	Adaptiert aus Curriculum CPUX-UT des UXQB e. V. Version 1.07
Erfordernis (User need)	Eine für einen Benutzer oder eine Benutzergruppe als notwendig identifizierte Voraussetzung, um ein angestrebtes Arbeitsergebnis innerhalb eines bestimmten Nutzungskontextes zu erreichen.	ISO/IEC 25064:2014
Erfordernis (User need)	Beispiele für Erfordernisse: 3. Ein Vortragender (Benutzer) muss wissen, wie viel Zeit er noch hat (Voraussetzung), um den Vortrag während einer Präsentation mit einer festgelegten Zeitbeschränkung (Nutzungskontext) abschließen zu können (angestrebtes Arbeitsergebnis).	

Begriff	Definition	Quelle
	4. Ein Finanzbuchhalter (Benutzer) muss die Anzahl der erhaltenen Rechnungen und ihre Beträge kennen (Voraussetzung), um die tägliche Rechnungsstellung (angestrebtes Arbeitsergebnis) als Teil der Cashflow-Kontrolle (Nutzungskontext) fertigstellen zu können.	
Formative Evaluation (Zwischenbewertung)	User-Interface-Bewertung, durchgeführt mit der Intention, Stärken und Schwächen der Gestaltung des User Interfaces sowie unerwartete Use Errors zu explorieren	IEC 62366-1:2015
Usability-Test	Verfahren zur Untersuchung oder Beurteilung einer Benutzungsschnittstelle mit vorgesehenen Benutzern innerhalb einer beabsichtigten Nutzungsumgebung	IEC 62366-1:2015
Gefährdung	Potenzielle Schadensquelle	DIN EN ISO 14971:2013
Gefährdungsbezogenes Benutzungsszenario	Benutzungsszenario, das zu einer Gefährdungssituation oder zu einem Schaden führen kann. Anmerkung zum Begriff: Ein gefährdungsbezogenes Benutzungsszenario kann häufig mit einem möglichen Benutzungsfehler verbunden sein.	IEC 62366-1:2015
Gefährdungssituation	Umstände, unter denen Menschen, Güter oder die Umwelt einer oder mehreren Gefährdungen ausgesetzt sind.	DIN EN ISO 14971:2013
Hauptbedienfunktion	Fähigkeit der Benutzungsschnittstelle, die die sichere Benutzung und die Effektivität des Medizinprodukts ermöglicht. Hinweis: IEC 62366-1 fordert nicht mehr die Spezifikation aller Hauptbedienfunktionen, sondern das Identifizieren der Merkmale der Benutzungsschnittstelle in Bezug auf Sicherheit. Siehe hierzu die Ausführungen zu Beginn dieser Tabelle.	IEC 62366-1:2015
Heuristische Evaluation	Inspektionen, bei denen der Inspektor die Einhaltung von allgemeinen Gestaltungsregeln überprüft und bei Verstößen vorhersehbare Benutzungsfehler identifiziert.	Adaptiert aus Curriculum CPUX-F des UXQB e. V., Version 3.15

Begriff	Definition	Quelle
	Heuristische Evaluationen sind ein guter „Startpunkt“ für formative Evaluationen, da ein Usability-Experte, der mit allgemeinen Gestaltungsregeln vertraut ist, schnell Verstöße und vorhersehbare Benutzungsfehler identifiziert.	
Indirekter Benutzer	Personen, die typischerweise nicht mit dem Produkt direkt interagieren, aber die Arbeitsergebnisse der primären Benutzer für ihre eigene Arbeit benötigen. Beispielsweise benötigt ein Medizincontroller für die Abrechnung eines Krankenhausaufenthalts die Beatmungsstunden, die ein anderer Benutzer im medizinischen Informationssystem erfasst hat.	Adaptiert aus Curriculum CPUX-F des UXQB e. V., Version 3.15
Inspektion	Eine Inspektion ist ein Prüfverfahren, bei dem ein Inspektor (bei Benutzungsschnittstellen idealerweise ein Usability Engineer) ein Produkt in Bezug auf Anforderungen oder Spezifikationen prüft, ohne dabei Benutzer zu involvieren. Diese Anforderungen oder Spezifikationen können aufgabenspezifisch sein als auch allgemeingültig wie beispielsweise die der Normenfamilie ISO 9241. Hinweis: Ein Usability Engineer kann nicht nur „formal“ Abweichungen des Produkts von spezifizierten Anforderungen erkennen, sondern auch Nutzungsprobleme durch ungünstige Umsetzung (der Anforderung) oder ungünstige Gestaltung insgesamt antizipieren. Inspektionen, bei denen der Inspektor selbst alle Teilaufgaben am Medizinprodukt durchläuft und dabei überprüft, ob spezifizierte Anforderungen innerhalb jeder Teilaufgabe umgesetzt sind, nennt man „Cognitive Walk-through“. Es ist grundsätzlich möglich, einen „Cognitive Walkthrough“ auch durch Benutzer unter Anleitung des Inspektors durchführen zu lassen. Jedoch empfiehlt sich dies nicht. Hier ist ein „Usability-Test“ mit spezifizierten Testaufgaben methodisch angemessen.	Adaptiert aus Curriculum CPUX-F des UXQB e. V., Version 3.15

Begriff	Definition	Quelle
	Inspektionen, bei denen der Inspektor die Einhaltung von allgemeinen Gestaltungsregeln überprüft, nennt man „heuristische Evaluation“.	
Kernaufgabe	Eine Aufgabe, die eine bestimmte Benutzergruppe in ihrem Nutzungskontext erledigt und deren Durchführung mit dem interaktiven System unterstützt werden soll. Hinweis: Kernaufgaben setzen sich typischerweise aus Teilaufgaben zusammen.	Adaptiert aus Curriculum CPUX-UR des UXQB e. V., Version 1.3
Kontext-interview	Ein Interview mit einem repräsentativen Benutzer, das darauf abzielt, zusammenhängende Informationen über den Nutzungskontext des Benutzers zu erhalten. Hinweis: Kontextinterviews finden typischerweise als Einzelinterviews statt, um so Meinungsbildungen zwischen Benutzern gezielt zu vermeiden und stattdessen authentische Informationen aus der Perspektive des Individuums zu erhalten.	Adaptiert aus Curriculum CPUX-UR des UXQB e. V., Version 1.3
Nutzungs-kontextanalyse	Eine Projektaktivität, die mithilfe von Kontextinterviews und/oder Beobachtungen echter Benutzer eines (bestehenden oder zukünftigen) interaktiven Systems authentische Informationen über die Kernaufgaben, Ausrüstung, soziale und physische Umgebung der jeweiligen Benutzergruppe ermittelt.	Adaptiert aus Curriculum CPUX-UR des UXQB e. V., Version 1.3
Nutzungs-kontext-beschreibung	Die Beschreibung der Ergebnisse der Nutzungskontextanalyse. Hinweis: Das am besten geeignete Format für Nutzungskontextbeschreibungen sind einfache Freitextbeschreibungen über das, was in Kontextinterviews von Benutzern erzählt wurde, oder das, was bei Beobachtungen von Benutzern bei der Beobachtung gesehen wurde. Diese lassen sich ... – einerseits gut durch die Benutzer selbst überprüfen im Sinne von „haben Interviewer und Interviewter beide dasselbe verstanden“ und	Adaptiert aus Curriculum CPUX-UR des UXQB e. V., Version 1.3

Begriff	Definition	Quelle
	– andererseits im Nachgang gut in Hinblick auf enthaltene Erfordernisse analysieren.	
Persona	Eine beispielhafte Beschreibung eines Benutzers und was dieser bei der Benutzung eines interaktiven Systems tun möchte. Hinweis: Personas sind keine Beschreibungen real existierender Personen, sondern erfundene Beispiele eines realen Benutzers auf der Basis empirisch ermittelter Daten.	Curriculum CPUX-F des UXQB e. V., Version 3.15
Primärer Benutzer	Benutzer eines Produkts, der es bei den Aufgaben nutzt, die dem medizinischen Zweck des Produkts dienen.	Adaptiert aus Curriculum CPUX-F des UXQB e. V., Version 3.15
Risiko	Kombination der Wahrscheinlichkeit des Auftretens eines Schadens und des Schweregrades dieses Schadens	ISO/IEC Guide 51:1999
Sekundärer Benutzer	Benutzer eines Produkts, der es für den sonstigen bestimmungsgemäßen Gebrauch nutzt, z. B. Servicetechniker, die das Produkt installieren und Wartungen durchführen.	Adaptiert aus Curriculum CPUX-F des UXQB e. V., Version 3.15
Stakeholder	Individuum oder Organisation, die ein Anrecht, einen Anteil, einen Anspruch oder ein Interesse auf ein interaktives System oder an dessen Merkmalen hat, die ihren Erfordernissen und Erwartungen entsprechen. Beispiele für Stakeholder nennt Kapitel 4.3.1.2.	ISO/IEC 15288
Stakeholder-Anforderung	Eine Anforderung, die beschreibt, was aus Sicht einer Interessengruppe (Gesetzgeber, Kaufentscheider, Betreiber, Benutzer) an einem System ermöglicht werden muss, um ein oder mehrere Erfordernisse zu befriedigen. **Stakeholder**-Anforderungen lassen sich praxisnah unterscheiden in ...	Adaptiert aus ISO/IEC 15288

Begriff	Definition	Quelle
	– gesetzliche Anforderungen (regulatorische Anforderungen), – Marktanforderungen, – organisatorische Anforderungen, – fachliche Anforderungen, – Nutzungsanforderungen.	
Summative Evaluation (Abschließende Bewertung)	User Interface Evaluation, die zum Abschluss der Entwicklung des User Interfaces durchgeführt wird mit dem Ziel des objektiven Nachweises, dass das User Interface sicher benutzt werden kann.	IEC 62366-1:2015
Technische Anforderung (im Sinne der IEC 62366-1: 2015)	Eine prüfbare Vorgabe für die Benutzungsschnittstelle, die im Rahmen der Risikoanalyse festgelegt wurde als Anforderung an eine Maßnahme zur Risikobeherrschung. Technische Anforderungen (im Sinne der IEC 62366-1:2015) umfassen: – Systemanforderungen an Maßnahmen zur Eigen-Sicherheit durch Konstruktion – Nutzungsanforderungen an Schutzmaßnahmen – Nutzungsanforderungen an Sicherheitshinweise an der Benutzungsschnittstelle für den Benutzer – Gestaltungsregeln (wie z. B. einzuhaltende Schriftgrößen, einzuhaltende Kontrastverhältnisse, Regeln für den Einsatz/Nicht-Einsatz spezifischer User-Interface-Elemente) Hinweis: Der Begriff „Technische Anforderung" wird in IEC 62366-1:2015 im normativen Text verwendet, jedoch ohne eine Definition. Die Autoren des vorliegenden Buches halten eine Definition für notwendig, um den Begriff gegen „Stakeholderanforderungen" und „Systemanforderungen" abzugrenzen.	Thomas Geis und Christian Johner

Begriff	Definition	Quelle
Teilaufgabe	Eine Aktivität (Handlung oder Entscheidung), die innerhalb einer Kernaufgabe erforderlich ist, um das angestrebte Arbeitsergebnis zu erzielen. Hinweis: Teilaufgaben beschreiben noch nicht Handlungen am System (Aktionen). Beispiel für eine Teilaufgabe: Feststellen, für welche Patienten Medikamente nachbestellt werden müssen. Beispiel für eine Aktion am System: Die Medikamenten-Bestandsliste öffnen	Adaptiert aus Curriculum CPUX-UR des UXQB e. V., Version 1.3
Teilnehmende Beobachtung	Eine Situation, in der ein Beobachter einem repräsentativen Benutzer bei der Erledigung seiner Kernaufgaben zusieht und immer (nur) dann, wenn es Klärungsbedarf gibt, Fragen stellt. Hinweis: Teilnehmende Beobachtungen sind als ergänzende Methode zu Kontextinterviews geeignet. Der Aufwand ist höher als bei (gut vorbereiteten) Kontextinterviews. Die Autoren dieses Buches empfehlen, zunächst mindestens drei Kontextinterviews pro Benutzergruppe durchzuführen und dann erst eine teilnehmende Beobachtung mit einem repräsentativen Benutzer durchzuführen. Bei einer teilnehmenden Beobachtung sollte es immer darum gehen, bereits erhobene Informationen, die man sich auf Basis des Kontextinterviews „nicht richtig vorstellen konnte", durch Beobachtung abzusichern.	Adaptiert aus Leitfaden Usability der DAkkS, Version 1.3
UOUP User Interface of Unkown Provenance (Benutzungsschnittstelle unbekannter Herkunft BPSUH)	Benutzungsschnittstelle als Teil der Benutzungsschnittstelle eines Medizinprodukts, die bereits entwickelt wurde, ohne dass dafür entsprechende Aufzeichnungen des gebrauchstauglichkeitsorientierten Entwicklungsprozesses gemäß dieser Norm verfügbar sind.	IEC 62366-1:2015

Begriff	Definition	Quelle
Usability-Testinformationen	Daten, die im Testsystem vor den Usability-Tests vorhanden sein müssen, und Daten, die während der Usability-Tests vom Benutzer benötigt werden und/oder eingegeben werden.	Thomas Geis und Christian Johner
User Experience (Benutzererlebnis)	Wahrnehmungen und Reaktionen einer Person, die aus der tatsächlichen und/oder der erwarteten Benutzung eines Produkts, eines Systems oder einer Dienstleistung resultieren.	DIN ISO 9241-210:2011
Validierung	Bestätigung durch Bereitstellung eines objektiven Nachweises, dass die **Anforderungen für einen spezifischen beabsichtigten Gebrauch** oder eine spezifische beabsichtigte Anwendung erfüllt worden sind. Die Validierung der Gebrauchstauglichkeit entspricht daher der Bestätigung, dass während des Gebrauchs des Produkts (durch die vorgesehenen Benutzer) festgestellt wurde, dass die Bedienfunktionen von den Benutzern so beherrscht werden, wie es die Nutzungsanforderungen spezifizieren. Hinweis 1: Für regulatorische Zwecke ist eine Validierung der Umsetzung derjenigen Nutzungsanforderungen ausreichend, die im Zusammenhang mit Fehlervermeidung und Fehlerbehebung stehen. Hinweis 2: Eine unumstrittene Methode zur Validierung der Gebrauchstauglichkeit ist der Usability-Test. Beispiel: Für die Nutzungsanforderung „Der Benutzer muss am System überblicken können, welche Dialysepatienten besondere Aufmerksamkeit benötigen“ wurde im Usability-Test festgestellt, dass alle Benutzer die „Kennzeichnung der entsprechenden Patienten mit Warnhinweis in der Patientenliste“ entdeckt und verstanden haben.	DIN EN ISO 9000:2005

Begriff	Definition	Quelle
Validierung der Gebrauchs-tauglichkeit	vgl. „Validierung“	
Verifizierung	Verifizierung ist definiert als die Bestätigung durch einen objektiven Nachweis, dass Anforderungen erfüllt werden (ISO 9000:2005). Die Verifizierung der Gebrauchstauglichkeit entspricht daher der Bestätigung, dass alle Merkmale in Bezug auf Sicherheit vorhanden, alle einzuhaltenden Gestaltungsregeln umgesetzt wurden und für alle Nutzungsanforderungen korrespondierende Produktmerkmale verfügbar sind. Anmerkung: Die Verifikation der **Gebrauchstauglichkeit** liefert noch nicht den Nachweis, ob zu den Nutzungsanforderungen korrespondierende Produktmerkmale aus Benutzersicht angemessen sind. Dies wird erst bei der Validierung der Gebrauchstauglichkeit nachgewiesen. Eine Methode zur Verifizierung der Gebrauchstauglichkeit ist die Inspektion.	DIN EN ISO 9000:2005
Verifizierung der Gebrauchs-tauglichkeit	vgl. „Verifizierung“	
Zweck-bestimmung	Verwendung, für die ein Produkt, ein Verfahren oder eine Leistung gemäß den durch den Hersteller gelieferten Spezifikationen, Anweisungen und Angaben bestimmt ist.	DIN EN ISO 14971:2013
Zwischenbewertung (formative Evaluation)	Benutzungsschnittstellen-Bewertung, durchgeführt in einer oder mehreren Phasen des Entwicklungsprozesses der Benutzungsschnittstelle, jedoch vor der abschließenden Bewertung, um die Stärken und Schwächen des Entwurfs der Benutzungsschnittstelle sowie unerwartete Benutzungsfehler zu untersuchen.	IEC 62366-1:2015

6.2 Gesetze, Normen, Hersteller-Guidelines

Die folgenden Aufzählungen erheben keinen Anspruch auf Vollständigkeit. Sie vermitteln aber eine Übersicht über die wichtigsten Quellen.

6.2.1 Gesetze, „offizielle Dokumente“ und für Medizinprodukte spezifische Normen

- Künftig obsolet: Medizinproduktegesetz (durch Verweis auf Medizinprodukterichtlinie 93/42/EWG)
- EU-Medizinprodukteverordnungen MDR (2017/745) und IVDR (2017/746)
- Medizinprodukte-Durchführungsgesetz (MPDG), das auf Medizinprodukteverordnungen verweist
- FDA Guidance for Industry and Food and Drug Administration Staff – Applying Human Factors and Usability Engineering to Optimize Medical Device Design
- FDA Guidance for Industry and Food and Drug Administration Staff – Medical Device Use-Safety: Incorporating Human Factors Engineering into Risk Management
- Guidance Document: Total Product Life Cycle: Infusion Pump – Premarket Notification [510(k)] Submissions
- ANSI/AAMI HE75, 2009/(R)2013 Human factors engineering – Design of medical devices enthält neben prozessualen Empfehlungen auch produktbezogene Empfehlungen spezifisch für Benutzungsschnittstellen bei Medizinprodukten
- DIN EN 60601-1 Beiblatt 2 „Graphische Symbole für elektrische Geräte in der medizinischen Anwendung“
- EN 980 bzw. EN 15223-2: Medizinprodukte – Bei Aufschriften von Medizinprodukten zu verwendende Symbole, Kennzeichnung und zu liefernde Informationen – Teil 2: Entwicklung von Symbolen, Auswahl und Bewertung
- DIN EN IEC 60601-1-8: Ergänzungsnorm: Alarmsysteme – Allgemeine Festlegungen, Prüfungen und Richtlinien für Alarmsysteme in medizinischen elektrischen Geräten und in medizinischen elektrischen Systemen
- DIN EN IEC 62366-1: Medizinprodukte – Anwendung der Gebrauchstauglichkeit auf Medizinprodukte

6.2.2 Normen mit Prinzipien und allgemeine Empfehlungen

Genormte Gestaltungsrichtlinien für Benutzungsschnittstellen (Beispiele):

- DIN EN ISO 9241-110 „Interaktionsprinzipien" enthält die sieben Interaktionsprinzipien und über 50 Empfehlungen für deren Anwendung.
- DIN EN ISO 9241-112 „Grundsätze der Informationsdarstellung" enthält die sechs Prinzipien der Informationsdarstellung, die Gestaltungsgesetze und zahlreiche Empfehlungen, die über die visuelle, akustische und taktile/ haptische Übermittlung von Informationen hinweg gültig sind.
- DIN EN ISO 9241-125 „Empfehlungen zur visuellen Informationsdarstellung" enthält Empfehlungen, die spezifisch für die Darstellung von visuellen Informationen gültig sind.
- ISO/TS 9241-126 „Empfehlungen zur auditiven Informationsdarstellung" enthält Empfehlungen, die spezifisch für die Darstellung von Informationen, die über das Gehör übermittelt werden („auditiv"), gültig sind.
- DIN EN ISO 9241-143 „Formulardialoge" enthält Empfehlungen für die ergonomische Gestaltung von Bildschirmformularen.
- DIN EN ISO 9241-161 „Leitfaden zu visuellen User-Interface-Elementen" enthält Empfehlungen für die gezielte Auswahl und den benutzergerechten Einsatz von User-Interface-Elementen.

6.2.3 Hersteller-Guidelines mit konkreten Gestaltungsregeln

Gestaltungsrichtlinien von Betriebssystemherstellern

- Apple
  - OS X Human Interface Guidelines

    Designprinzipien von Apples Betriebssystem (OS X)
  - iOS Human Interface Guidelines

    Designprinzipien von Apples Betriebssystem für mobile Geräte (iOS)
- Google
  - Android Design Principles

    Übersicht und Beispiele der Designprinzipien von Android
  - App Widget Design Guidelines

    Anleitung zum Erstellen von Android Widgets

  - Design Guide für Android („Material Design")

    Styleguide für User Interface Design von mobilen Anwendungen auf Android

  - Usability / Accessibility Guides für Android

    Prinzipien, Farben und Kontraste, Layout

- Microsoft
  - Design und UI

    Informationen zum Entwerfen einer „Universal Windows Plattform" (UWP)-App-Benutzungsschnittstelle

  - Microsoft Guidelines for Windows Desktop Applications
  - Microsoft User experience guidelines for Universal Windows Platform (UWP) apps
  - Touch design guidelines

    Anleitung für Touch-Gesten für Windows Apps

6.2.4 Weitere Quellen

- Heuristiken von Jakob Nielsen: http://www.nngroup.com/articles/ten-usability-heuristics/
- Beispiele für deren Umsetzung: http://designingwebinterfaces.com/6-tips-for-a-great-flex-ux-part-5

Beispiele für UI-Patterns: ui-patterns.com, darkpatterns.org, zurb.com/patterntap

Bildverzeichnis

Bild 1: Das Konzept Usability ... 10

Bild 2: Zusammenspiel Effizienz und Interaktionsprinzipien ... 12

1. Bild aus Beispiel 2.2: Die ursprüngliche Benutzungsschnittstelle von WinZip ... 13

2. Bild aus Beispiel 2.2: Gebrauchstauglichere Benutzungsschnittstelle von WinZip ... 14

Bild 3: Benutzungsfehler als Konsequenz von mangelnder Aufgabenangemessenheit, Selbstbeschreibungsfähigkeit und Erwartungskonformität (abgeleitet aus DIN EN ISO 9241-110) ... 15

1. Bild aus Beispiel 2.3: Ursprünglicher WinZip-Assistent ... 15

2. Bild aus Beispiel 2.3: Spätere Version des WinZip-Assistenten ... 16

Bild 4: User-Interface-Komponenten ... 19

Bild 5: Anforderungen an die Risikobeherrschung gemäß Medizinprodukterichtlinie ... 23

Bild 6: Benutzbarkeit als Voraussetzung für Gebrauchstauglichkeit ... 25

Bild 7: Zuordnung der Aktivitäten zu Entwicklungsphasen ... 29

Bild 8: Es gilt, die Ziele und den Zeitpunkt der Prüfung/Evaluation der Gebrauchstauglichkeit zu unterscheiden. ... 32

Bild 9: Abgrenzung von Gebrauchstauglichkeit (Usability) und User Experience ... 33

Bild 10: Der Schwerpunkt dieses Kapitels liegt auf der Robustheit gegen Benutzungsfehler. Es gilt, diese Benutzungsfehler und damit Risiken für Patienten und Anwender zu vermeiden. ... 56

Bild 11: Der Anormale Gebrauch („abnormal use“) ist nicht im Geltungsbereich der Usability-Normen. Diese geben „nur“ Vorgaben, um Risiken durch den inkorrekten Gebrauch zu minimieren. ... 68

Bild 12: Wirklich gebrauchstaugliche und im Markt erfolgreiche Produkte müssen allen Interaktionsprinzipien gerecht werden, nicht nur der Robustheit gegen Benutzungsfehler, die im Fokus von Kapitel 3 stehen. ... 118

Bild 13: Abgrenzung von bestimmungsgemäßem Gebrauch und Zweckbestimmung ... 122

Bilder aus Beispiel 4.10: Beispiele für eine Persona 124

Bild 14: Formular zur Dokumentation eines Kontextinterviews 159

Bild 15: Prinzipielles System für die Institutionalisierung von Usability Engineering 174

Bild 16: Tätigkeiten im Entwicklungsprozess bei aktiven Medizinprodukten 183

Tabellenverzeichnis

Tabelle 1: Vorgefertigte User-Interface-Elemente für Software und für Hardware User Interfaces ... 19

Tabelle 2: Mögliches Systemverhalten und Beispiele ... 21

Tabelle 3: Abhängig von dem Risiko, das aus einer falschen Aktion des Benutzers resultiert, müssen verschiedene Maßnahmen zur Risikobeherrschung gewählt werden, zumindest wenn keine integrierte Sicherheit gewährleistet werden kann. ... 24

Tabelle 4: Arten von Gestaltungsrichtlinien ... 27

Tabelle 5: Schritte des gebrauchstauglichkeitsorientierten Entwicklungsprozesses nach IEC 62366 und IEC 60601-1-6 ... 45

Tabelle 6: Übliche Prozessergebnisse, die im Lauf des gebrauchstauglichkeitsorientierten Entwicklungsprozesses entstehen ... 48

Tabelle 7: Von der FDA vorgeschlagene Struktur der Gebrauchstauglichkeitsakte im Vergleich mit den Prozessergebnissen gemäß IEC 62366 ... 51

Tabelle 8: Benutzer-Profile und Nutzungsumgebungen ... 63

Tabelle 9: Begriffe der gebrauchsbezogenen Risikoanalyse ... 64

Tabelle 10: Gefährdungsbezogenes Benutzungsszenario für die Kernaufgabe „Medikamente für einen Patienten verordnen“ ... 78

Tabelle 11: Testfälle mit konkreten Usability-Testinformationen ... 104

Tabelle 12: Zeitplanung ... 105

Tabelle 13: Dokumentation der Profile der tatsächlichen Teilnehmer ... 106

Tabelle 14: Testprotokoll – Benutzungsprobleme nach Teilnehmern ... 107

Tabelle 15: Auswertung der Benutzungsprobleme (über Teilnehmer hinweg) ... 108

Tabelle 16: Quantitative und qualitative Ergebnisse der summativen Evaluierung ... 109

Tabelle 17: Vergleich der FDA-Empfehlung zum Aufbau einer Gebrauchstauglichkeitsakte mit dem Vorschlag in diesem Buch ... 112

Tabelle 18: Übersicht über die Dokumente, die im Lauf des Prozesses entstehen ... 113

Tabelle 19: Übersicht über die Aktivitäten mit jeweiligen Input- und Output-Dokumenten 115

Tabelle 20: Vergleich der Inhalte dieses Kapitels mit Kapitel 3 119

Tabelle 21: Arten von Erfordernissen 128

Tabelle 22: Arten von Stakeholder-Anforderungen 129

Tabelle aus Beispiel 4.10: Beispiel für ein Benutzungsszenario 143

Tabelle 23: Herleiten von Bedienfunktionen aus Nutzungsanforderungen ... 148

Tabelle 24: Dokumentation von Kontext, ermittelten Erfordernissen und abgeleiteten Anforderungen 161

Tabelle 25: Formular zur Strukturierung von Anforderungen für jede Kernaufgabe 162

Tabelle 26: Zuordnung von Teilaufgaben, Aktionen und Reaktionen im Benutzungsszenario 164

Tabelle 27: Dokumentation von Nutzungsobjekten 166

Tabelle 28: Dokumentation von Werkzeugen 166

Tabelle 29: Zuordnung der Dokumente zu Aktivitäten während des gebrauchstauglichen Entwicklungsprozesses 168

Tabelle 30: Übersicht über die Aktivitäten mit jeweiligen Input- und Output-Dokumenten 170

Tabelle 31: Zusammenspiel der verschiedenen Prozesse (die Ziffern beziehen sich auf die Kapitel der jeweiligen Norm) 179